JN002650

獅子奮迅《ししふんじん》

次世代ビジネスのイノベーター

株式会社シャリオン代表取締役
角田哲平
TEPPEI TSUNODA

幻冬舎MC

獅《し》子《し》奮《ふん》迅《じん》

次世代ビジネスのイノベーター

はじめに

あなたの夢はなんですか？

人生を通じ、実現したいことはなんでしょう。

そう問われたなら、あなたはすぐに答えられるでしょうか。

夢や目標は、人生の道しるべ。それが明確でないと、自分はどのように生きればよいのか迷ってしまいがちです。

一度きりの人生を、最後の瞬間まで後悔なく生きるには、夢を持ち、目標に対し常に全力で挑み続けていかねばならない。それが、僕の考えです。

とはいえ、夢がなかなか見つからず途方に暮れている人も多いでしょう。かくいう僕も、そのうちの一人でした。

はじめに

僕はずっと、悩み続けてきました。

たった一度しかない人生を、悔いなく生き抜くには、なにをすればいいのか……。


昔の僕の人生は地元で完結していました。

僕の出身地である博多（福岡県福岡市）では、毎年夏に「博多祇園山笠」という大きな祭りが開催されます。地元の誇りと熱量の詰まったこの祭りに心酔し夢中になっている人のことを、博多では「山のぼせ」といいます。僕もまた、「山のぼせ」の一人であり、「祭りのために人生がある」と思うほど熱狂していました。


地元の名門建築商社で働き、収入は安定。

祭りに情熱を注ぎ込み、プライベートも充実。

そんな状況であったにもかかわらず、なぜか僕の心は満たされませんでした。このままいけば博多の中で生き、祭りに人生を捧げ、「山のぼせ」で一生が終わっていく……。果たしてそれが、自分が心から望む人生なのか。

なにか行動を起こさなければいけない、そんな焦りにとらわれて過ごすなかで、東京の会社からヘッドハンティングを受けました。僕はそれに飛びつき、安定した生活を捨てて、東京に出るという決断をしました。

東京では、営業マンとして頭角を現すことができ、トップセールスとなりました。それでも僕の心は満たされませんでした。

「もっと、上に行きたい。新しいことにチャレンジしたい」

そんな思いが頭から離れず、いつも焦りを抱えていました。

焦りにとらわれ、地に足の着いていない状態では、往々にして何事もうまくいきません。転職に失敗し、社内では飼い殺しのような状況になり、途方に暮れていた時期がありました。

夢も、目指すべきものもなく、ただただ毎日が苦痛だった、そんな日々のなかで……。

とある知人が行っていたサイドビジネスとの出会いが、僕の運命を変えることになりました。

そのサイドビジネスとは、セルフホワイトニングマシンの販売です。

現在では、歯のホワイトニングを自分で行う「セルフホワイトニング」が人気を集め、オーラルケア関連の商品もたくさん販売されています。

ところが当時は、ホワイトニングといえば歯科医院で行うというのが常識で、「自分でできる機械」といわれても、にわかには理解できませんでした。

しかし、訪れた部屋の片隅に置かれていた1台のセルフホワイトニングマシンについての説明を聞きながら、身体に電気が走ったような感覚を受けました。

営業マンとしての勘が、僕に訴えていました。

「これはきっと売れる。間違いなく大きなビジネスになる」

僕は営業マンとしての矜持もあり、常に歯には気を配ってきました。笑顔がより美しく見えるよう、歯のメンテナンスには力を入れてきました。そんななかで「もし自分で手軽にホワイトニングができたら最高なのに」と思い続けてきましたが、目の前にある機械は、まさにその願望を現実とするものでした。

僕はそこで初めて、起業を目指す決意をしました。

自分の強い上昇志向を満たし、後悔のない人生を送るには、もう自分ですべてをやるしかないと思ったのです。

なんの知識も経験もない新たな業界だけれど、直感を信じ、とにかく飛び込んでみよう。そう心に決めました。

今思えばその瞬間から、僕には夢が生まれました。

人生の歯車が、大きく動き出した瞬間でした。

そこからの歩みは本編で詳しく述べていきますが、オーラルケアのベンチャー企業「株式会社シャリオン」を立ち上げ、日本のオーラルケア市場を開拓することに成功。セルフホワイトニングの分野では国内で圧倒的なシェアを占め、設立から5年で、年商数十億円までに成長させることができました。海外市場にも積極的に打って出て「アジアの注目企業100」にも選ばれました。

経営者となってすぐ、僕が決めたことがあります。

〝世界一たくさん、お客さまの笑顔をつくろう〟

オーラルケアを通じて、健康で、自信に溢れ、とびきりの笑顔で笑える人を一人でも増やす。そして、日本だけではなく、世界中にその笑顔を増やしていく。

それが僕の目指すところであり、シャリオンの存在意義であると思っています。

本書では、ただの「山のぼせ」だった博多の若者が、地元から離れ、成長を遂げ、起業家として歩み出すまでのチャレンジの軌跡を描いています。そのなかで、ベンチャー企業をどのように興し、どういった戦略で会社を成長させてきたかについても包み隠さず述べていきたいと思います。

欧米に比べてベンチャー企業が育たないといわれて久しい日本ですが、これまで最高峰のものづくり技術で世界を変えてきた実績があります。チャレンジスピリッツこそ人生を切り拓く武器であり、日本人の中にはいまだその精神が息づいているはずです。今後も多くの起業家が生まれ、育っていくポテンシャルがあると僕は確信しています。

本書が、起業の道に関心があるけれど勇気の出ない人や、人生に迷っている人の背中を少しでも押すことができ、新たな道へと進むきっかけとなれば、著者としてそれ以上の喜びはありません。

目次

第2章　人と人とのつながりが道を拓く
「ホワイトニング」と運命の出会い。起業へ

第4章　誰もやっていないからこそ自分がやる　自ら仕掛けることでしか、チャンスはやって来ない

第5章 獅《し》子《し》奮《ふん》迅《じん》
世界中の人を笑顔にするまでチャレンジは続く

第1章

世の中の役に立ちたい――
警察官になることを夢見た青春時代
人生で大切なことは
空手と山笠が教えてくれた

生粋の博多っ子

僕がなぜ、ベンチャー企業を立ち上げることになり、事業をそれなりに成長させることができているのか。

本書の執筆にあたり、その理由を掘り下げて考えていくと、自分の出自や青春時代の経験がすべての基盤になっていると感じます。

まずは、今の僕の土台となっている過去の経験について、語っていきたいと思います。「はじめに」でも述べた通り、僕の出身地は福岡県福岡市です。

博多は、九州の中でも特に古い歴史を持つ町であり、季節を通じさまざまな伝統行事が開催されています。特に有名なのは、春の「博多どんたく港まつり」、夏の「博多祇園山笠」、秋の「放生会」という「博多三大祭り」でしょう。

行事や祭りの多い土地柄もあってか、博多で生まれ育つ「博多っ子」の特徴は、「お祭り大好きで目立ちたがり屋、開けっぴろげできっぷがいい」などと評されます。

僕もまた生粋の博多っ子であり、この性格を色濃く受け継いでいます。博多は、僕にとっていまだにとても特別な場所であり、自分が「博多っ子」であることに誇りを持っています。

博多という地で生まれ育ったことに加え、一族に商売を営む人が多かったというのも、僕の人生の選択に大きく影響を与えていると思います。

僕の父は、もともと喫茶店のオーナーでしたが、そこから串揚げ屋の経営者となり、博多に店を構えました。

母は創業１００年を超える畳屋の娘でした。小さな頃は、よく母の実家に遊びに行きましたが、門をくぐると濃密なイグサの香りが鼻孔を満たし、なんだか気持ちがすっきりしたことを、懐かしく思い出します。

父の一族は、飲食店やガソリンスタンドや病院などを経営しており、自営業の多い家系でした。そんな大人たちの背中を見て育ったことを考えれば、自分がなにかに惹かれるように経営の道へと入っていったのも、納得できます。

母に聞けば、幼い頃の僕は、目立ちたがり屋で負けず嫌い。

正義感が強く、『ゲゲゲの鬼太郎』というアニメで主人公の鬼太郎が悪を懲らしめる姿に憧れ、鬼太郎のトレードマークである縞模様のちゃんちゃんこを買ってもらっていつも着ていました。

ただ、そんなふうに妖怪の物語に熱中していたにもかかわらず、ずいぶんと怖がりであり、用心深く慎重な一面もあったそうです。

「三つ子の魂百まで」と言いますが、今でも僕は事業に対し用心深く、慎重なところがあります。

素晴らしい両親からたくさんの愛情を注いでもらったおかげで、僕は不自由なく育つことができました。僕の人生の最大のテーマの一つは「親孝行」であり、自分を生み育ててくれた両親に対し、ずっと親孝行をして、恩を返していくと決めています。

幼い頃からリーダーシップを発揮

小さな頃に憧れていたのは、警察官。持ち前の正義感で世直しをしたいと幼心に考

第1章

世の中の役に立ちたい――警察官になることを夢見た青春時代
人生で大切なことは空手と山笠が教えてくれた

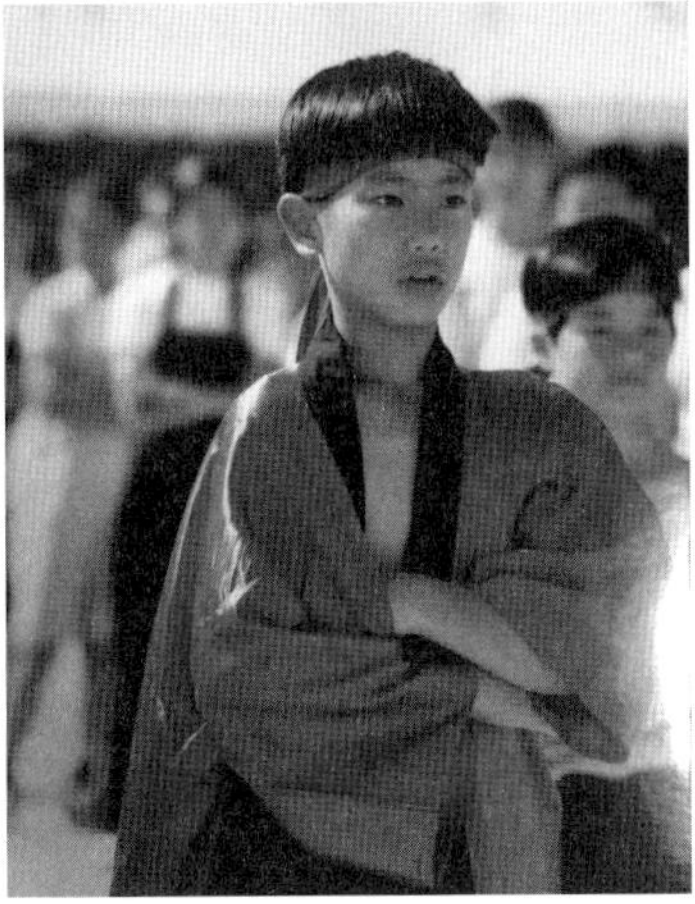

えていました。

身体を動かすことが大好きで、小学校からさまざまなスポーツをやってきました。

特に熱中したのが、サッカーです。

小学3年生から地域のチームに入り、5年で唯一となるレギュラーを獲得。6年ではキャプテンとなり、チームを率いました。

そのほかに、地域のソフトボール部のキャプテンや、応援団長も務めました。目立ちたがり屋の博多っ子らしく、人の輪の中心でリーダーシップを発揮するのが好きでした。

中学までは万事そのような感じで、学校の人気者。サッカーでも福岡県で2位となり、いくつかの高校からスポーツ推薦の話をいただきました。

まさに怖いもの知らずで、「自分にできないことなんてない」と調子に乗っていましたが、そんな青臭い天狗の鼻は、すぐにへし折られることになります。

「やるなら最高の環境でサッカーをしたい」という思いから、高校推薦の話をすべて蹴って、福岡で一番のサッカー名門校である東福岡高等学校に入学しました。

「いずれはプロのサッカー選手になるんだ」と息巻いて高校の門をくぐったまではよかったのですが、現実はそう甘くはありません。

東福岡高等学校サッカー部は、２００名を超える部員を抱える巨大組織であり、プロを目指して全国から有能な選手が集まってきます。その中でたった11人のレギュラー枠に選ばれるような選手は、「アンダー16日本代表」で活躍しているなど、華々しい実績の持ち主です。

僕は小学校からサッカー部の中心選手で、地区大会でもそれなりに目立った存在だったのですが、まさに井の中の蛙、大海を知らず。自分がいかに狭い世界で有頂天になっていたのかを、否応なしに実感することになりました。

圧倒的な才能と輝きを放っている有力選手たちを見れば、リーダーどころかレギュラーになれる可能性すら絶望的であることがよく分かりました。

結果的に、サッカー部を数日で退部し、人生で初めての挫折を味わったのでした。

空手に青春を捧げる

入学の最大の目的であったサッカー部を辞めると、一気にやることがなくなりました。放課後の時間がまるまる空いてしまい、暇を持て余した僕は、友人たちと遊びまわりつつも、毎日くさくさしていました。

ある日、それを見かねた友人の父親が僕たちの前に現れて、こう言いました。

「お前ら、どうせやることもないんだから、空手でもやって自分を鍛えてみろ。俺が道場を紹介してやるから」

強くなることに興味津々の高校生男子にとって、この誘いはぐっとくるものでした。

「まあ、暇つぶしに行ってみるか」

そうして仲間たち10人で極真空手道場「獅誠会」を訪れ、全員で入会することになりました。

極真空手は、「千日をもって初心とし、万日をもって極みとする」という武道の格言からきており、「武の真髄を極める」ためにすべてを捧げます。相手に直接打撃を加えるフルコンタクト空手であり、肉体と同時に精神も徹底的に鍛えます。

僕が門を叩いた獅誠会は、極真空手で九州初の黒帯をとった山脇会長が立ち上げた道場でした。礼儀礼節には徹底的に厳しく、「目上の人には敬意を払う」「道場に出入りする際には必ず一礼する」などの作法を叩きこまれました。

それまで僕はほぼ団体競技しかやってきませんでしたが、「強くなるのも弱いままでいるのも自分の努力次第」という個人競技の世界が、意外に性に合っていることに気づきました。そして自分には「もっともっと、上を目指したい」という強い上昇志向があることを、空手を通じてはっきりと自覚できました。

一緒に入った友人たちの全員が道場を辞めても、僕だけが空手を続けました。もっと強くなりたかったし、真面目に通い続けることで親を安心させたいという思いもあ

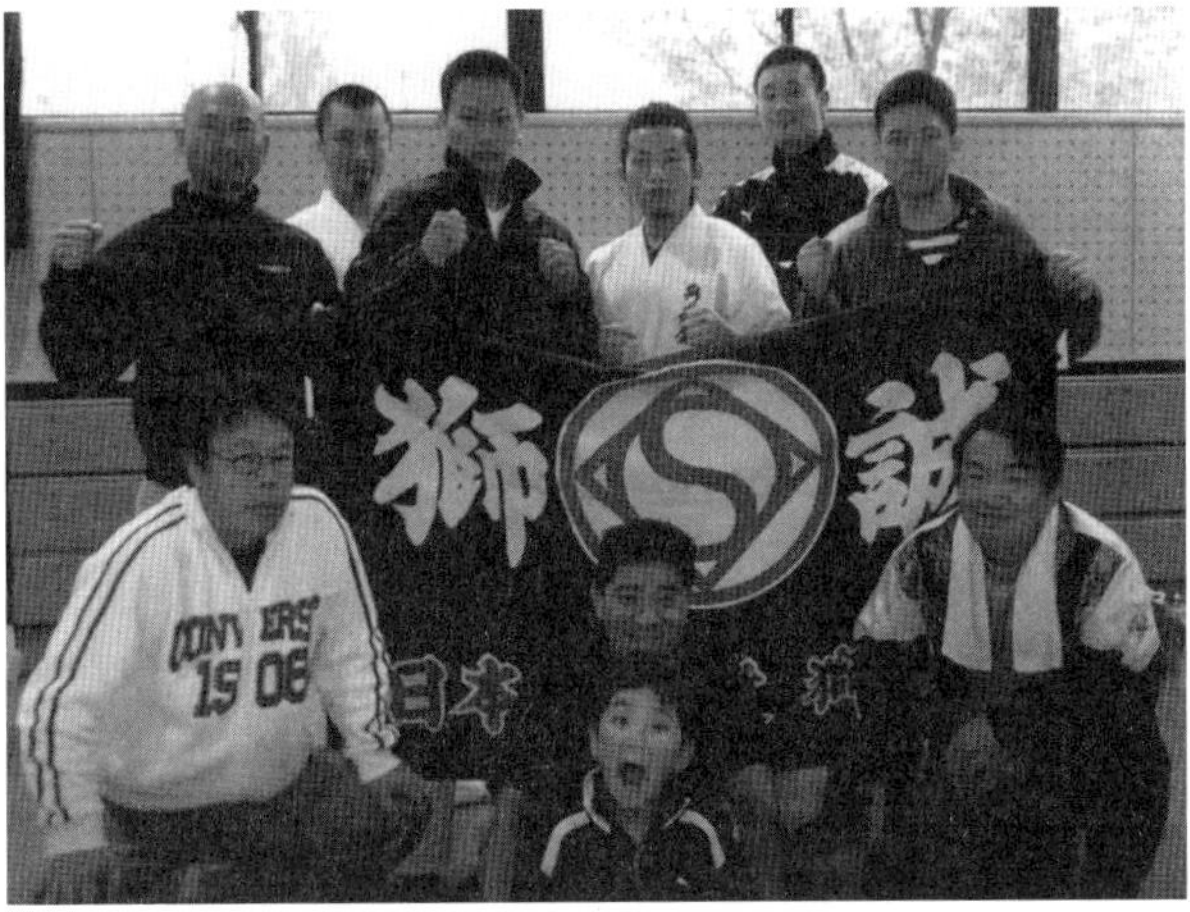

りました。

ほとんど遊びもせず、毎日稽古を積み重ねたおかげで、気づけば道場で一番強くなり、高校3年生のときに九州大会でベスト4に残る戦績を残すことができました。

当時の空手の師範からよく言われ、いまだに胸に刻まれている言葉があります。

「負けたら、成長するための試練を神が与えてくれたと考えよ、修行と思え」

以来、僕は人生で辛いことやきついことがあっても「これは神が自分に与えた試練であり、さらに成長するためのきっかけなんだ」と思うようにしてきました。空手を通じ、難題に立ち向かう姿勢や試練と戦う気持ちを育むことができたのです。

こうして思春期に、肉体だけではなく精神の鍛練ができたからこそ、今の自分があります。空手がなければ、僕の青春時代は無目的のまま終わり、人としての基盤もつくれなかったことでしょう。

獅誠会の山脇会長と、道場の仲間たちには感謝しかありません。

780年続く伝統神事「山笠」のとりこに

空手のほかにもう一つ、自分のルーツを語るうえで外せないのが「博多祇園山笠」、いわゆる山笠です。

ここで、山笠がどんなものか少し解説を加えておきます。

祭りは7月1日の「飾り山公開」から15日早朝の「追い山」まで、2週間にわたって開催され、博多っ子にとって欠かせない初夏の風物詩です。

祭りの起源に関しては諸説あるのですが、有力といわれているのが、鎌倉時代に誕生したという説です。１２４１年、博多で疫病が大流行した際に、承天寺というお寺の開祖である聖一国師が、町民が担ぐ「施餓鬼棚」という棚に乗り、祈祷水を撒きながら町を清めてまわり疫病退散を祈願したのが発祥であるといいます。

以来、７８０年にわたって脈々と受け継がれてきましたが、その由来のせいもあり、いまだに神事の性質を色濃く持っています。期間中はほぼ毎日、数多くの神事が執り行われますし、いくつもの禁忌が存在します。

最も有名な禁忌は、「キュウリを食べてはいけない」というものでしょう。その理由は、輪切りにしたキュウリの断面が、山笠の祭神スサノオノミコトの神紋であるぼけの花に似ているから。「ご神紋を食べるなどとんでもない」と、昔の人が定めた禁忌は今でもしっかりと受け継がれ、小学校の給食からもキュウリが消える徹底ぶりです。

そのほかに、山笠は基本的に「女人禁制」であり、「山（神輿）の舁《か》き手（担ぎ手）」には男性しかなることができません。舁き手は「女人断ち」をして、女性との接触を避ける必要があります。とはいえ実は山笠は、女性がいないと成り立ちません。博多の男衆は、山笠が始まると仕事そっちのけで祭りに傾倒するため、その期間は妻たちが家業を支えてきました。博多ではよく「嫁にするなら博多の女性にしろ」と言われます。それは、山笠に対する理解があるからというのが一番の理由です。

地域の神事であるがゆえ、基本的には地元の人しか舁き手にはなれません。毎年１０００人近くが祭りに参加しますが、そのほぼすべてが住民です。

博多の町は、豊臣秀吉の時代に行われた「太閤町割」に端を発した区分けにより、現在は大きく７つに分かれています。この区分けの単位を「流《ながれ》」というのですが、山笠で舁き手を務めるためには、いずれかの「流」に所属している必要があります。ちなみに僕は「土《ど》居《い》流《ながれ》」に属しており、母方の親戚は土居流の総代を務めています。

なお、祭りで着る法被の柄は、地域ごとに細かく分かれており、それを見れば「どの流でどこの町の人間か」が一目で分かるようになっています。

このように地元と密着した神事ですから、僕も物心ついた頃から自然と祭りに親しんできました。

小学校から「子ども山笠」には参加していましたが、舁き手としてデビューしたの

第1章

世の中の役に立ちたい——警察官になることを夢見た青春時代
人生で大切なことは空手と山笠が教えてくれた

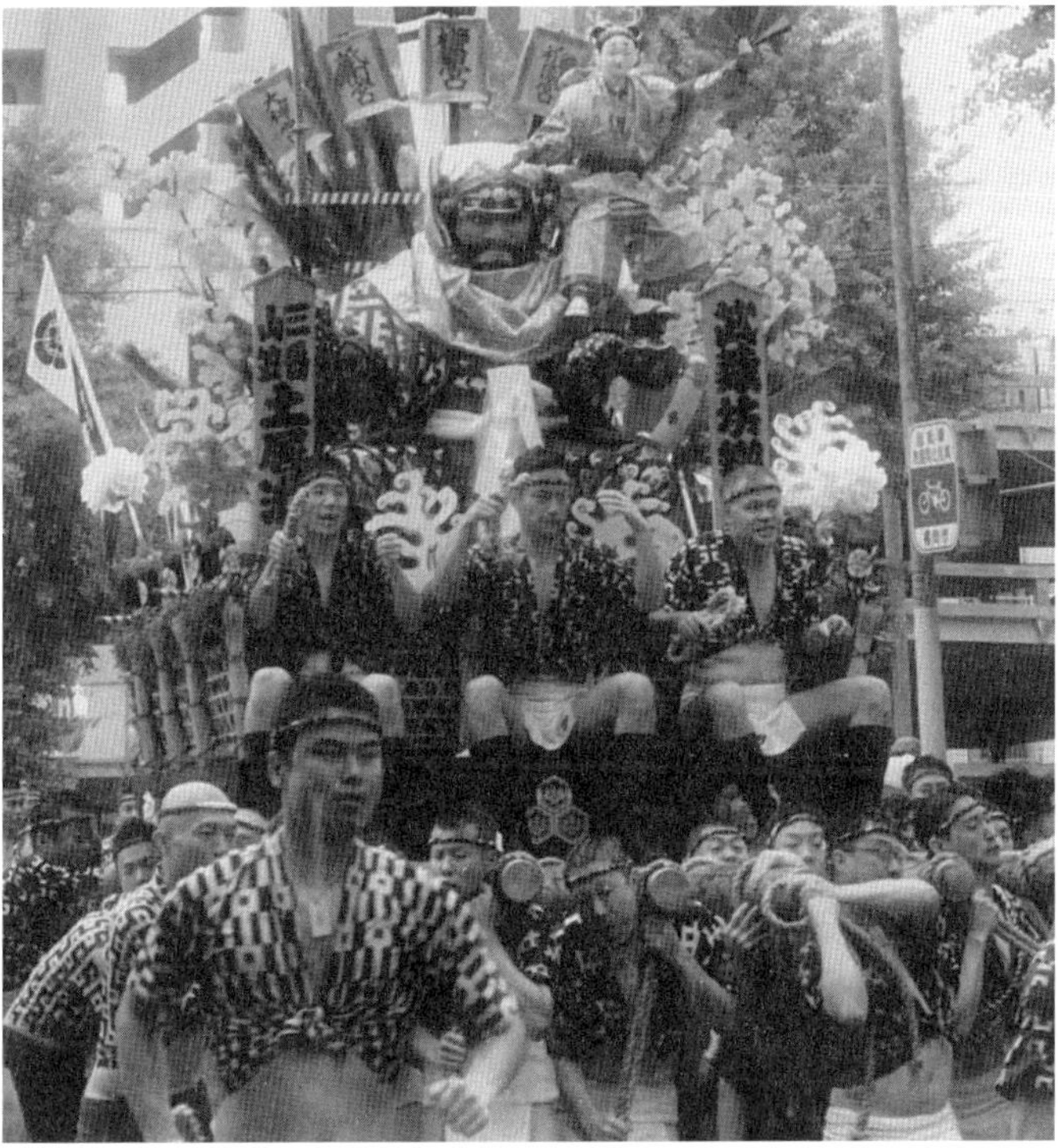

は大学時代のこと。1トン以上もある山を舁いて町内を疾走するのは命がけであり、転んだらただではすまないため、身体がしっかりと出来上がってからでないと舁き手にはなれないのです。

山を舁いている最中の緊張感、そして迫力を一度経験すれば、病みつきになります。山笠でしか味わえないこの興奮は、何物にも代えがたいものです。

僕もあっという間にそのとりことなり、山笠を中心に人生を考える「山のぼせ」の一人となりました。

祭りが教えてくれた、上下関係の大切さ

山笠には、禁忌以外にも「暗黙のルール」が存在します。

それは、「厳しい上下関係」です。社会での地位や名誉などは一切関係ありません。とにかく「先輩の言うことは絶対」であり、上からの指示に従わねばなりません。こうして明確に上下関係を設けることで、命に関わる事故が起きかねない激しい祭りが

秩序立って行われ、結果的に事故を防いでいるのです。

地域の人々により構成される山笠の付き合いは、始めたら一生続くものであり、先輩後輩の関係も死ぬまで変わりません。

僕が大学生で初めて参加した際には、当然のごとく一番の若手であり、周囲の人すべてが先輩でしたから、なかなか大変でした。先輩たちの好みの煙草やお酒を覚え、いつも揃えておくなど、とにかく気を回したものです。

日々の行事が済んだあと、各町に戻った舁き手たちは、「直会《なおらい》」という酒宴を催します。食事と酒が振る舞われるのですが、それにまず手を付けるのは、総代を始めとした役員たちや長老衆、ベテラン勢。若手は座ることすらせず、とにかく酒を片手に先輩たちのところを回って、酌をしなければなりません。

もし会社でこうしたことを強要したなら、現代ではすぐに「ブラック企業」と叩かれるでしょうが、実はこの酌には、若手が顔を覚えてもらうという重要な意味があります。先輩とのコミュニケーションをとっていくなかで、認められれば、祭りでどんどん重要なポジションが任されるようになります。

社会で自分よりも立場が上の人と関係を構築するには、相手を立て、尽くしていく必要があります。僕は山笠を通じ、それを徹底的に仕込まれたため、今では自然に目上の人を立て、尽くすことができます。そのおかげで、目上の人にかわいがってもらえることがよくあります。そうして築いた先輩たちとの人脈が、事業をするうえで大きな武器となりました。

人間関係の基本は、いつの時代も変わりません。

目上の人を立て、後輩を大切にする。

それを徹底すれば、必ず自分の味方が増えていきます。

山笠で上下関係の大切さを学べたことは、僕の人生の大きな財産となっているのは間違いありません。

山笠優先で就職先を決めた「山のぼせ」

山笠の参加者には、さまざまな役が割り振られます。

各人の役割は、頭に巻いている手拭いを見ることで、ある程度分かります。

例えば手拭いが青と白の二色なら、けがや危険への対処、子どもの保護などの安全対策を任とする「衛生」です。赤一色であれば、行事進行の補佐役であり、礼儀作法を習得してそれなりの経験を積んでいる「赤手拭《あかてのごい》」、赤と白の縞模様は、町内を代表してさまざまな取り決めや要望のとりまとめを行い、山笠の運営に関わる「取締」、白地に赤と青の格子模様なら、流の代表者として祭りを統括する「総務」……。このように頭に巻く手拭いが、役職を表しています。

さらに、「衛生」なら、交通整理担当、子どもの保護担当といったように、実際の役割はより細かく分かれています。

その様子は、さながら祭りの成功という目的達成のために作られた会社組織のようにも思えます。

流という組織の中で、自分はどのように立ち回り、つつがなく祭りを終えるか。自分だけのことを考えているようでは、役割をまっとうできません。上にも下にも常に気を配りながら、自らのすべきことを実行していく必要があります。

参加初年度は、「まずは山を舁かずに全体を見て流れを覚えろ」と言われます。

ただ、僕は1年目から積極的に山を舁きにいきました。

役員たちは常に山の近くにいるので、舁き手として前に出るほど、顔を覚えてもらえると考えたからです。

全力で山を舁いたあと、若手からすれば神に近い存在である役員たちの輪に飛び込んでいって酌をするというのはなかなかハードですが、僕は空手で培った体力を武器に、どんどん役員とコミュニケーションをとり、1年目でそれなりに名前を覚えてもらうことができました。そして2年目には、１０００人近くいる参加者の中で50人しか選ばれない「櫛田入り」に選出していただきました。

厳しい上下関係にひるんで委縮し、「若手が役員に話しかけるなんて常識外れだ」とはなから決めつけてしまっていたら、こうして抜擢されることはなかったでしょう。

難しい環境だからこそ、「当たって砕けろ」の精神で、積極的にチャレンジを行う。

そうすると道が拓けることが、往々にしてあります。

大役を仰せつかった2年目にして、僕は完全な「山のぼせ」となりました。

当時は大学3年生で就職活動がスタートしていましたが、会社を選ぶ際にも、勤務地が福岡であることは絶対条件で、山笠に理解のあるところを探しました。

このように山笠を人生の軸にする「山のぼせ」はことのほか多くいます。山笠とは、それほど特別で、人をとりこにする膨大な熱量を持った祭りなのです。

目指すなら、社長がいい

空手と山笠に加え、大学時代に僕が力を入れていたのが、地域の消防団での活動でした。

母方の叔父が消防団のトップで、誘われて始めたのですが、これが自分の性に合っていました。

活動内容は、地域の少年消防団の指導員です。キャンプに連れていったり、消防訓練を行ったりしていました。

消防員は、警察官のように悪を正すわけではないけれど、人々を火災から救うヒーローです。僕が消防団の活動に積極的だったのは、もしかすると幼少時の憧れが関係しているのかもしれません。

また、空手の道場でも子どもたちに空手を教えていました。

そんな消防団や空手を通じて、子どもたちの教育にもとても興味を持つようになりました。

大学の卒業に必要な単位は、3年間ですべて取得していたこともあり、4年生の頃は時間に余裕があって、空手、山笠、消防団に加え、アルバイトもこなしていました。働くなかで、自分は接客業が好きで、人とのコミュニケーションも得意なようだと感じました。

就職先を考えるにあたり、警察官や消防士、先生といった公務員になる道も検討しましたが、まだまだやりたいことが明確ではありませんでした。

ただ、インターンシップに参加して一般企業で働いた際に、その会社の社長がやけにかっこよく見えた記憶があります。

「自分もそのように、組織のリーダーになれたらいいな」と思ったのが、今考えると、初めて経営者に対する憧れを抱いた瞬間だったかもしれません。

そして「公務員は一生安定だけれど、きっと稼ぎに限度がある。人生は一度きり、どうせ目指すなら大きな成功がいい、社長がいい」と考えたことで、公務員が選択肢から消えたのでした。

いろいろな企業の面接に参加し、内定も複数もらいましたが、最終的に僕が選んだ就職先は、株式会社渡辺藤吉本店。福岡では有名なゼネコン系商社で、建設資材などを扱うメーカーです。

創業は江戸末期の２００年近く続く老舗中の老舗で、経営状況は極めて安定しています。福岡市内に会社を構え、山笠にも大いに理解があります。

「この会社で、社長の座を目指そう」

そんな決意を胸に、僕は社会人となりました。

営業の才能が開花、トップセールスに

配属先は、建設資材の営業部でした。

九州一円の工務店に対し、建設資材を売り込むのが仕事でしたが、老舗の強みもあってすでに営業先がほとんど確立されており、基本はルート営業に近いものでした。

ただ、そんななかでも営業マンの手腕が問われる場面がありました。

例えば、会社で大々的に行うキャンペーンです。「この資材の在庫を減らすから、売ってこい」と会社から指示され、営業先に向かいます。

普段の営業は「なにか足りないものはありませんか、困っていることはないですか」という御用聞きの側面が強いのですが、キャンペーンは相手が特に求めていない商品を売りにいくため、営業成績に大きな差が出ます。

キャンペーンを回るようになってすぐ、僕は一つの法則に気づきました。

それは「訪れたその日に買ってもらわなければ、売れない」ということです。

相手が「ちょっと考えてみる」と言ったとき、「ではまた来ますので、ご検討ください」と猶予を与えてしまうと、ほとんどの場合購入見送りとなり、再び出向いた時に「買おう」という人は、５％ほどでしょう。

それよりも「今日、決めてもらう、買ってもらう」というのを前提として営業トークを行い、「このキャンペーンは今回限りしかありません」と告げて交渉していくほうが、成約率がずっと高くなります。

もちろん即決してもらうには、トークの技術や見せ方も重要になってきますが、即決してもらうことを前提とするかどうかだけで、営業成績が大きく変わってきます。

結論からいうと、僕はキャンペーンのたびにトップセールスとなり、数字を大きく伸ばすことができました。

そこで僕は、「営業という仕事は自分に合っている」と、大きな手ごたえを感じたのです。

いくら売っても、自分には物足りなかった

会社に入って2年ほど経ち、仕事には完全に慣れました。

もともとの負けず嫌いもあって、誰よりも多くの売上をつくろうと努力を重ねました。その結果は数字に表れ、営業成績は常にトップ。同僚や上司からも信頼されるようになりました。

収入は安定し、社内の評価も高く、山笠を始めとしたプライベートも尊重してもらえる。

大学時代に描いた「理想の自分」に、なりつつありました。

しかしなぜか、僕の心は満たされませんでした。

経営基盤の安定した老舗企業ということもあってか、会社の制度は、終身雇用を前提とした年功序列であり、いくら営業成績を上げても役職は変わりませんでした。

仕事をさぼって公園でよく時間を潰しているような営業マンと、自分の給料が同じ

であることが、当時は不満でした。

また、与えられる仕事の量にも限りがあり、それを早々にこなしてしまって時間を持て余すことがよくありました。副業が認められていれば、空いた時間でなにか始めていたと思うのですが、副業も禁止でした。

そして、「30歳で課長、40歳で部長」というように出世ルートも決まっており、決められたレールの上を走り続けるような感覚でした。

もちろん、会社自体に問題があるわけではありません。

安定した環境を望むなら、これ以上はないという会社です。

ただ、今思えば僕には、そうした働き方は合っていなかったのです。

社長にはなりたかったけれど、「50代になってようやく」というのでは、僕には遅すぎました。

もっともっと、大きな夢を見たい。

決められたレールに乗るよりも、自分しか走れない道を探したい。

親孝行をするためにも、さらに上を目指したい。

そうした思いが膨れ上がり、次第に「このままではいけない」という焦りを感じるようになりました。

かといって、福岡でこれほど安定し、山笠にも理解がある企業はほかにそうありません。あったとしても、すぐに入れるはずはありません。

動くべきか。動かざるべきか。

葛藤を抱えながら、日々を過ごしていました。

第2章

人と人とのつながりが道を拓く
「ホワイトニング」と運命の出会い。起業へ

安定か、成功か

僕には、若い頃から決めていることがあります。

「どんなことでも、一度始めたら3年はやってみる」

これはいまだに守っている人生のルールです。詳しくは後述しますが、起業にあたって一度だけこのルールを曲げた以外は、何事も始めたら3年以上続けてきました。

「石の上にも3年」ということわざがありますが、何事も3年続けると一通りの手順やノウハウが身に付くものです。新しい仕事に就いてから3年ほど経つと、心にも余裕が生まれてくると思います。

僕の意見では、3年やって初めてその物事がこなせ、他人にもある程度胸を張って「やった」と言えるようになります。逆に、1年や2年で止めてしまえば、なにも身に付くことなく時間だけが失われてしまうような感覚があります。経歴としても、1年や2年従事した程度では、一般的になかなか認められないでしょう。

ですから渡辺藤吉にも「なにがあろうと3年はいる」と決めていましたが、実際に3年が経ってしまうと、いよいよ迷いが深くなりました。

繰り返しになりますが、会社が悪かったのではありません。

僕の気持ちの問題です。

一刻も早く親孝行をするために、もっともっとお金を稼ぎたい。

営業マンとしてがんがん働き、実績を作り、成功したい。

そうした思いは、もはや止めようのないところまできていました。

僕には、「やった分だけ収入が上がる」タイプの仕事のほうが明らかに向いている。

安定した環境で働いていたからこそ、はっきりとそう感じました。

一度きりしかない人生だから、安定した平均的な道よりも、たとえ不安定でも大きく成功する可能性のある道を行きたい。

でも、いったいなにをすればいいのか……。

悶々として日々を送る僕に大きな転機が訪れたのは、社会人になって3年半が経った頃でした。

「ＥＸＩＬＥ枠」で入社が決まる

縁とは、不思議なものです。

当時、僕は別に周囲に対し「新天地を探している」と触れ回っていたわけではありませんでした。僕が仕事に対し不満を抱いているなど、ほぼ誰にも知られていなかったと思います。

それなのに、とある友人が、転職の話をもたらしてくれたのです。

「知り合いの役員に、〝若手で熱いやつ、誰かいないのか〟って言われて、角田の名前出しちゃったんだ。今の会社辞める気なんてないだろうけどさ、俺の顔を立てると思って、どうか話だけでも聞いてもらえないか」

そのように言われて紹介されたのが、「株式会社ビジョン」。営業職が組織の主体となった、各種インフラなどの通信関係の会社でした。

転職を考えていた僕にとっては大いに興味のある話でしたが、最初はすぐに断ろうと思いました。

なぜなら、ビジョンは東京の会社であり、勤務地も東京だったからです。

「空手も山笠も、消防もある。福岡から離れる気はない」

友人にもそう伝えましたが、「一度だけでいいから、時間をつくってほしい」と頼まれたため、先方と会うだけ会ってみることにしました。

まだまだ残暑が厳しい、９月の晴れた日。指定されたお店に足を運ぶと、そこにはビジョンの西山さん（当時の役員）が待っていました。

西山役員自ら、わざわざ福岡まで僕に会いに来てくれたのです。

「うちの社員はみんな若くて、活気のある会社だ。給料も、売れば売っただけどんどん増えていく。20代で１０００万円、２０００万円を稼いでいるやつもいる。絶対に後悔はさせないから、東京に来ないか」

西山役員の言葉に込められた熱が、僕にも伝わってきました。

これはきっと人生において、またとないチャンスだ。

僕はそう感じました。

空手、山笠、消防……。博多では、いろいろな人にお世話になっていたのに、まったく恩返しができてはいません。

僕自身も博多が大好きで、離れたくはありませんでした。

しかし、これを逃したらきっと、今のままで一生が終わっていく……。この話を受けなければ、間違いなく後悔する。

気がつけば僕は、西山役員の誘いに対し、首を縦に振っていました。

あとで聞いたところによると、社長による人材探しの発端となったのが、当時流行していたＥＸＩＬＥのオーディション番組だったそうです。ダンスに夢と人生をかける若者たちの姿を見て感動した社長が、「わが社にも、こんなふうに熱い思いを持った社員が欲しい」と探し始めたとのことで、そんな事情も知らず連れてこられた僕は「ＥＸＩＬＥ枠入社」と言われ、面白がられました。

いざ、東京へ

一度決断すれば、行動あるのみです。

西山役員との夕食から3週間後、僕は東京にいました。

福岡を発つ日は、それこそ後ろ髪を引かれる思いでした。お世話になってきたいろいろな人の顔が、頭に浮かびました。そして東京で成功し、必ずお世話になった方々や大好きな福岡に恩返しをすると決意しました。

出発前には、たくさんの人から「止めたほうがいい」「考え直せ」と言われましたが、両親だけは「思ったとおりにやってみろ」と、背中を押してくれました。

当時の僕の目標は、「今の人生を変える」「稼いで成功する」「親孝行をする」という三つ。その実現のために、空手も消防も辞め、山笠からも距離を置くことになりました。

こうしてビジョンに入社したのが、２０１１年12月。27歳の時でした。

東京では、会社の社宅に入りました。家賃5万円のワンルームです。

ビジョンでまず担当したのは、コールセンターでの電話営業です。問い合わせに対し、インターネット回線を売り込んでいく業務でした。

これまで対面営業の経験しかなかったので、声だけで商品を売るのは最初なかなか難しかったのですが、「本質的には対面営業と変わらないな」と気づいてからは、売上を順調に伸ばすことができました。

僕が心底、「東京に来てよかった」と感じたのは、会社がちょうど伸び盛りで、周りに若くてぎらぎらした人間がたくさんいたことです。みんな野心家で、成功に対して貪欲でした。1円でも多く売り、給料を上げようと必死でした。

僕の「負けず嫌い」にも火がつきました。

彼らに負けたくない。正々堂々、戦って勝つ。

そんな思いをモチベーションに、ほぼ休みなく働き続けました。

給料は、「これだけ成約すれば、この金額になる」ということが明示されていましたから、目標設定も容易でした。まずは目指すべき収入を決め、そのためには月にどれくらい販売すればいいか逆算し、日々の業務に落とし込んでいました。

こうしてコミットする数字を明確にするのは、実は非常に大切なことであり、僕は現在の会社経営においても、評価を可能な限り数値化しています。

ただ「頑張れ」と言っても、人は動きません。具体的な目標を得て初めて、積極的に行動できるようになるのです。

ビジョンの環境は、大いに僕に合っていたようです。

結果的に入社して２カ月で、同期でトップセールスとなることができました。

そのあともトップを走り続け、ボーナスとインセンティブで月の収入が１００万円を超えるようになりました。

「これこそが、自分が望んでいた世界だ」

僕は稼ぐのがとにかく楽しくて、仕事に没頭していました。

そうして新天地でも実績を上げられたことで、僕は確信しました。

営業こそ自分の天職であると。

信頼関係の築き方を学ぶ

ビジョンでは、社歴にかかわらず、実績に応じた役職が与えられていました。

僕は入社1年ほどでSV（スーパーバイザー）に昇格し、仲間をまとめる立場になりました。

自分の業務に加え、部下の様子にも気を配らねばなりませんでしたが、そうして周囲に気を張り巡らすのは、山笠や空手で先輩や後輩たちへ目配り気配りをするのと同じことでしたから、苦になりませんでした。

SVという役職を通じ、人を教える際にはまずは自分がやってみせねば、なかなか人がついてこないことを学びました。山本五十六の「やってみせ、言って聞かせて、させてみせ、ほめてやらねば、人は動かじ」という格言は、本当に的を射ていると思います。

また、仕事の場だけではなくプライベートでもコミュニケーションをとり、相手を知り、自分のことを伝えるなかで、より信頼関係が育まれていくと分かりました。こうした体験も、のちに会社を経営するうえでの財産となりました。

現代では、会社の仲間と飲み会をする機会がずいぶん減ったように感じます。若い世代は特に、会社関係の飲み会を忌避する傾向がありますが、僕はそうして職場以外のところでコミュニケーションをとるのが、人間関係を潤滑にするうえで非常に大切なことではないかと思います。

「自分は自分、人は人」という個人主義で仕事をするのが悪いわけではありませんが、どんな仕事も、一人ではできません。必ず人と接しなければならない以上、相手としっかりコミュニケーションをとったほうが、最終的なアウトプットの質が上がります。

職場での飲み会は、本音でコミュニケーションするための貴重な機会ではないでしょうか。

周囲に流されることなく仕事に没頭した

SVとして半年ほど働いた頃。

「佐賀にコールセンターを立ち上げることになったが、手を貸してくれないか」と打診を受けました。

僕は「新しいことにはとにかく飛び込んでみよう」と考えていたので、二つ返事で「行きます」と答えました。

こうして、東京に来て2年も経たずに、佐賀へと異動することになりました。

いざ転勤してみると、佐賀はとてものんびりした土地柄でした。

東京では、本社からのプレッシャーを感じながら仕事をしていましたが、佐賀は「頑張りたい人が頑張ればいい」というようなマイペースな雰囲気でした。

ただ、そこで流されてしまっては、自分が成長できません。

会社の評価体制は佐賀でも同じで、やればやるだけ収入になったので、僕はそこでも生活を変えることなく、昼夜を問わず仕事に明け暮れました。

幸いにも、佐賀のコールセンターは立ち上げ２カ月で軌道に乗り、僕がやるべき業務が徐々になくなっていきました。

そして数カ月後、僕は本社の営業統括本部に呼ばれ、再び営業マンとなりました。

必ず相手の心を動かす極意

僕が営業マンとして返り咲いたのは、「ＯＳＳ事業部」。仕事は、１００万円ほどの業務用コピー機の販売でした。

この頃が、組織の営業マンとして最も脂の乗っていた時期です。

扱う商材がなんにせよ「モノを売る」ということの本質は一緒であり、それをしっかりとおさえれば、どんな業界でも営業マンとして成功できると、僕は考えています。

では、モノを売るときに最も大切な営業の本質とはなにか。

それは「価値の提供」です。

どんな商材であっても、それが世の中に存在する理由が必ずあるはずです。生活が楽になる、便利になる、仕事が効率的になる、心が安らぐ、楽しくなる……。その意味で営業マンとは、商材そのものではなく、その先にある「価値」を販売する仕事といえます。

したがって営業マンが考えるべきは、モノを売ることよりも、そのモノがもたらす価値や未来をいかに提示するか、です。

コピー機の営業でいえば、機械自体の性能は説明するにせよ、それを売り文句にしてしまってはなかなか売れません。ほかにも同じような性能のコピー機はいくらでもあるでしょうし、そもそも１００万円という支出をしてまで最新のコピー機を導入する理由が見いだせないものです。

真のセールスポイントは、「最新の性能を持ったコピー機を導入するとどれほど買い手の未来が変わるか」という点にあります。プレゼンテーションを通じそれをしっかりと伝えられれば、必ず相手の心を動かすことができます。

お客様は、神様ではない

営業全般で僕が心掛けてきたのは、「対等な立場で売る」ということです。

成績が伸びない営業マンを見ていると、とにかく商品を売りたいあまり、お客様に媚びたり、反対に高圧的に売りつけようとしたりしがちです。

繰り返しになりますが、営業マンの仕事は、モノを売るのではなく、価値を提供することです。商品を通じ、お客様の生活をよりよく変え、人生を豊かにする機会を提供している。お客様はそれに対し、相応の対価を払う。そう考えれば、営業マンとお客様の関係というのは、対等に思えないでしょうか。

「お客様は神様」という人がよくいますが、僕は賛同しかねます。

お客様を崇め奉り、なんとか買ってもらおうとする営業マンは、世の中に掃いて捨てるほどいます。そうしてしまった時点で、お客様にとってはありきたりの営業マンの一人になりますから、印象に残ることはできません。

売れる営業マンは、態度こそどこまでも丁寧ですが、決してお客様に対し媚を売るようなことはしません。なぜなら、自分が扱う商材に自信を持ち、それを売ることでお客様を幸せにするという信念を持っているからです。

売れない営業マンの分かりやすい特徴は、「自分のため」にモノを売ろうとしていることです。

営業成績を上げたいから、買ってほしい。

よく知らない相手からいきなりこう持ち掛けられて、商品を買う人が何人いるでしょう。

たとえその商品に魅力があっても、「相手の利益のために無理やり売りつけられている」という意識は拭えず、「なにか裏があるんじゃないか」と思われてしまいます。それでは当然、売上は伸びません。

大切なのは、「相手の立場に立って売る」ことです。

「この商品を通じて、お客様の人生をよりよく変えるんだ」という思いで、お客様にとってなにがベストなのかを熟考したうえで、相手の心に寄り添った提案を行う。それができて初めて、相手の心を動かすことができます。

自分の営業成績ではなく、相手のために「モノを売る」わけですから、時にはより安価なものを紹介したり、他社製品との比較を勧めたりすることもあるかもしれません。

買う側の立場からすれば、そうして自分のことを考えてくれ、採算度外視で尽くしてくれるような営業マンがいたら、信頼し、頼りたくなるはずです。

少なくとも僕は、そうして相手の立場で「モノを売る」ことを徹底してきた結果、成果を上げることができました。

その場で契約を取らねば、成績は上がらない

営業全般からもう少し視点をミクロに落とし、営業テクニックとして僕が意識していたのは、「できる限り早く決断を引き出す」ということです。いわゆる「クロージング」をいかにしっかりと行うかで、売上は大きく変わってきます。

売れない営業マンの中には、コミュニケーション能力に秀で、人から好かれるはず

なのに、成績が伸び悩んでいる人がいます。

そんな営業マンに話を聞くと、「会話はうまく弾むのだけれど、いざ契約となると決めてもらえない」といった悩みを持っていることがあります。そんな場合、うまくいかない理由のほとんどは、クロージングができていないからでしょう。

コミュニケーションを積み重ね、お客様がせっかく「買ってもいいかな」という気持ちになっても、その場でクロージングをせずに「また来ますので、どうぞ考えてみてください」と猶予を設けると、お客様はさまざまなことを考えます。

お客様には、損をしたくない、少しでも得をしたい、という気持ちがあります。営業マンが退出して冷静になれば、まず行うのはインターネット検索でしょう。「もっとよいものがあるかもしれない」「同じ商品がもっと安く買えるのではないか」……。調べているうちに、「そもそもこの商品を買う必要があるのか」という思いが湧いてきます。

そうなってしまうと、これまで積み上げてきた商談はすべてリセットされ、営業マンが契約書を携えて再来しても、「なぜ必要なのか」から説明を繰り返さねばなりません。

また、お客様の中には「背中を押してほしい」という人が、思いのほか多くいます。そうした相手は「ご購入いただけますか」とはっきりと聞くことが、購入に踏み切るためのきっかけとなります。

もちろん、「さあ、買うんですか、買わないんですか」というように決断を迫るようなやり方はしません。お客様の立場で考え抜き、最高の提案を行ったうえで、自信を持って「いかがでしょう。ここから、新たにスタートしましょう」と伝えるのです。

前述の通り、お客様とはあくまで対等の関係ですから、ベストを尽くしてもなお消極的なお客様に、無理をして買ってもらう必要はなく、何度も通う理由もありません。したがって、「自分が営業でこの場所を訪れる機会はもうないかもしれない、だからこそ今、決めてほしい」という姿勢で、クロージングを行います。

そうしたノウハウもまた、僕が成果を上げることができた理由であると考えています。

再びトップセールスとなる

話を戻すと、僕はＯＳＳ事業部に配属されて２カ月目に、トップセールスになりました。

そこからさらに成績を伸ばし、圧倒的な売上を達成。平均的な営業マンが週に３〜４台ほど売るところ、僕だけは週に10台以上も売り、壁に貼ってあった成績のグラフが、一人だけ用紙を突き抜け、天井まで伸びていました。

ついたあだ名が「最強エース」。

粗利もトップで、年収は１０００万円を超えることもありました。

役員にも気に入ってもらい、このまま頑張っていけば、役員になる道も見えてきていました。とにかく仕事が楽しくて、休みがなくともまったく苦ではありませんでした。

成功できたことは、自分の人生において大きな自信になりました。

思い返せば、中学生まではなにをやっても一番だったけれど、高校に入ってより大

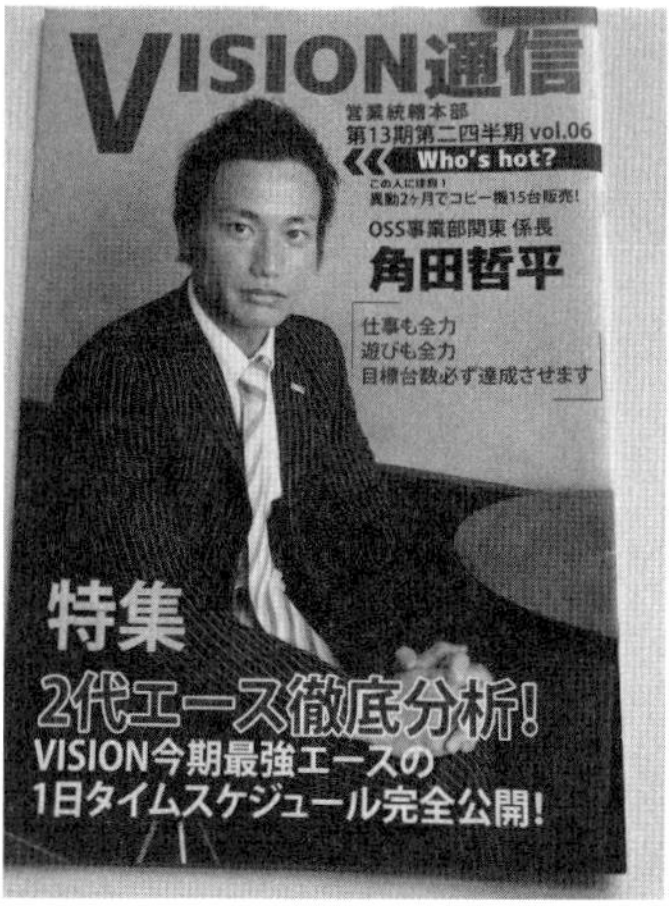

きな世界に出たら、サッカーも空手も、一番にはなれませんでした。そこからなにをやっても一番になることはなく、「なにか一つでも、トップになりたい」と渇望するようになっていました。

ビジョンという会社において、その願望を叶えることができました。

誰しも、なにかで一番を目指した経験があるはずです。

しかしある時点で「自分の能力はこれくらいだろう」と、諦めてしまいます。昔の僕もそうでした。

ただ、今でこそよく分かりますが、「一つの分野で一番になる」ということには大きな意義があります。一番になって得た自信が、自らを肯定する材料となり、より前向きに生きていけるようになるのです。

特に若いうちは、人生の時間がまだまだ残っていますから、なんでもいいのでとにかく一つ、一番を目指してほしいと思います。それがきっと、人生をよりよく変えるきっかけとなります。

調子に乗り、物事を見極める目が曇った

トップセールスとなり、平均をはるかに超える年収を手にするようになった、僕。

思えばこの時期は、本当に調子に乗っていました。

世の中は自分の思いのまま。

そんなおごりがありました。

しかし当然、世の中はそんなに甘いものではありません。

調子に乗っている者が手痛いしっぺ返しを食らうというのは、枚挙にいとまがない

ほどありきたりな話です。

僕もまた、天狗の鼻をへし折られることになりました。

きっかけは、僕が元来持っていた、強い上昇志向でした。

「自分はまだまだいける。一つの会社の営業マンで終わるわけがない」

そんな思いから、次第にコピー機の営業という仕事に対する関心が失われていきました。

自分としては、コピー機の営業において「どうすれば売れるか」という方程式が完成しており、ルーティンワークに近い感覚でも実績を上げられました。

そこで僕は、「もうこの仕事は極めた」と勘違いをして、次のステージを追い求めるようになったのです。

そんななかで、新たな可能性のある仕事と出会いました。

福岡の高校の先輩のつながりで、とある経営コンサルティング会社を紹介してもらったのです。

経営者には昔から、憧れがありました。

だから仕事で経営者とつながり、その会社の運営に関わっていくという業務内容が、とても魅力的に思えました。

今は分かりますが、海千山千の経営者に対しコンサルティングを行うというのは、経験のない若造ができるような仕事ではありません。営業能力とはまったく別の、スキルや経験が求められます。少なくとも財務経理の知識や、幅広い業界に対する知見を身に付けてからでないと、活躍するのは難しい職種です。

冷静に考えれば分かったはずなのに、調子に乗っていた当時の僕の目は曇っており「これで自分はさらにハイレベルな領域にいける」と思い込んでしまいました。

そうして誘われるまま、２０１４年3月にビジョンを退社。

かわいがってくれていた役員たちには「止めたほうがいい」「うちにいてくれれば、悪いようにはしない」とずいぶんと諭されましたが、それに耳を傾けることもなく、勇んで新天地へと向かったのでした。

転職に失敗し、思い悩む日々

こうして29歳の春に、２度目の転職を果たしました。

僕が任されたのは、経営者に対するコスト削減などのメニューの提案と実行という業務でした。まずは自社のコンサルティングメニューを売り込み、契約してもらわねばなりませんが、そこで持ち前の営業力を発揮することを期待されていました。

前職に引き続き歩合制であり、つくった売上の一部が自分のものとなるという契約でした。成約1件当たりの報酬が、コピー機とは一桁違いましたから、僕はすでに億万長者になったような気持ちで、張り切って仕事に出かけました。

ただ、新たな職場でのチャレンジは、なかなか思った通りにはいきませんでした。待っていても仕事は回ってきませんから、実力が不十分であるにもかかわらず、自分で営業をかけて新規開拓を行いました。

そうしていくつかの案件に関わり、経営者のコスト削減に協力しましたが、そこで感じたのは、「1円単位で徹底的にコスト削減を行わねば、中小企業は生き残っていけない」という難しさでした。

経営者という仕事がいかに大変なものか、肌身に染みて分かったのは、この会社での唯一の収穫でした。

なかなか仕事がとれず、収入は大きく落ち込みました。

転職し数カ月が経過しても、結果を出すことはできませんでした。億万長者など、夢のまた夢……。そこで初めて僕は、自分が転職に失敗したことを理解し、愕然としました。思えば、事前のコミュニケーションをしっかりとらず、勢いだけで先走って入社を決めてしまいました。会社としても、売上を伸ばしたい一心で、声をかけてくれたのでしょう。ただその会社の実態が、自らに対する過信とおごりで曇っていた僕の目にはよく見えず、「経営者の世界への憧れ」ばかりが先行してしまった結果、転職に失敗したのです。

このときは、本当に途方に暮れました。

幸いにも前職で稼いだ貯えがありましたし、相変わらずのワンルーム暮らしで特に贅沢な生活をしているわけではなかったので、収入が落ち込んでも生活への影響はさほどありませんでした。

ただ毎日なにをすればいいかもよく分からないまま、経営の本を読み漁ったり、経理を学んでみたりとにかくあがいていましたが、特に目標があるわけでもなく、辛い時期でした。

今考えれば、この時期に経営の勉強をしたのがとても役に立っています。しかし当時は経営者になるどころか、同世代の平均を割ってしまった収入をどう回復するかばかりに頭を悩ませていました。

もちろん転職を考えましたが、そう都合よくいい会社と巡り合えるはずがありません。また、「どんなことでも、一度始めたら3年はやってみる」という自分ルールを破るのも気が引けて、もはや八方ふさがりといった感じでした。

ホワイトニングとの運命の出会い

クライアントは見つからず、売上の伸びない日々が続きました。

給料も、さらに下がっていきました。

存分に稼いでいたのが、遠い日のことのようでした。

「もっと上に行くはずだった。それなのに、今の自分はなにをやっているのだろう……」

僕は、夢も希望も見失い、途方に暮れていました。

目指すべきものもはっきりしないままあがくだけの毎日は、ただただ苦痛でした。

博多が懐かしく、「帰ろうかな」という考えが頭をよぎることがありました。

ただ、中途半端な状態ではお世話になった人に申し訳が立たないと、博多に戻るのは思いとどまったものの、荒んだ心を癒すために帰郷の回数は増え、しょっちゅう博多と東京を往復する生活をしていました。

そんな日々のなか、たまたま中学校時代の友人と大人数で飲み会をする機会がありました。

梅雨の時期、約束の時間よりもやや遅れて会場に到着し、入り口で傘をたたんでいると、同じタイミングで到着した同級生がいました。挨拶をかわし、一緒に会場に入って、手前の空いていた席に並んで座りました。

テーブルには、博多名物の水炊きの鍋と具材が並んでいました。

鍋を囲み、懐かしい思い出話をしながら鍋をつついていると、鬱屈とした気持ちが少し晴れていくようでした。

隣の同級生の近況を聞けば、福岡市内で美容室を経営しているといいます。

「そういえば最近、ちょっと面白いことを始めたんだよね」

同級生が何気なく言い、僕は鍋から鶏肉をすくいながら「へえ、どんなこと」と合いの手を入れました。

「ホワイトニングって知ってるでしょ？　歯を白くきれいにするやつ」

僕はそこで興味を惹かれ、手に持っていた取り皿を置きました。

「僕は営業マンだし、歯をきれいに保つのには昔からこだわりがあったんだ。実は大学時代から、歯医者にホワイトニングに通ってるんだよ」

「へえ、そうなんだ！」

同級生はにっこりと微笑みました。

「でもさ、歯医者に通うのって面倒じゃない？　自分でホワイトニングができたとしたら、楽だよね」

「もちろんそれは最高だけど、実際には歯医者でしかできないでしょ」

「ところが、そうじゃないんだな」

同級生はここぞとばかりに、説明を始めました。

「最近、うちの美容室に置いているのが、セルフホワイトニングマシンなのね。使用料をとって、自分でその機械を使ってホワイトニングをしてもらうんだけど、これがけっこう好評でね。それ目当てのお客さんが、何人か並んじゃうこともあるくらい」

僕はそこで少し身を乗り出しました。

「そんなサービスがあるんだ」

チャンスを逃さないためにも、少しでも興味がある物事に対してはとにかく積極的に行動を起こすことが大切です。僕はさっそく、同級生の美容室を訪ねることにしました。

こうして２０１４年の６月に、僕は「セルフホワイトニング」と出会いました。

もし僕が地元に帰っていなければ、そして飲み会に行かなければ、この同級生と隣の席になることはなく、ホワイトニングの話も聞けなかったかもしれません。

なにかに導かれたような不思議な感覚ですが、チャンスというのはそのように偶然がもたらしてくれるものなのでしょう。ただし、それを活かすかどうかは、本人次第。チャンスを逃さないためにも、少しでも興味がある物事に対してはとにかく積極的に行動を起こすことが大切ではないかと思います。

副業から、独立へ

翌日、早速訪ねてセルフホワイトニングマシンを見たときの驚きは、いまだに忘れられません。

機械はスリムで場所をとらず、使用方法も非常に手軽。これで効果がしっかり出れば、きっと誰もわざわざホワイトニングのために歯医者には行かなくなるはずです。

今でこそ、セルフホワイトニングは人気を集め、オーラルケア関連商品もたくさん販売されていますが、当時その市場はまだまだニッチで、歯に対する意識の高いごく一部の人々しかホワイトニングを行っていませんでした。

だからこそ僕は、そこに大きな可能性を感じました。

これまでホワイトニングを続け、歯のメンテナンスに時間を割いてきた自分の経験においても「もし自分で手軽にホワイトニングができ、楽しくオーラルケアができたら最高なのに」と思い続けてきましたが、このビジネスはまさにその願望を叶えるものでした。

僕にはセルフホワイトニングの市場が、競合のいないブルーオーシャンに思えました。

そのあと東京に戻り、新宿で同じようにセルフホワイトニングマシンを置いている店舗の見学に行きましたが、そこも人気で、マシンの稼働率はかなりのものでした。

これまでの人生で歯科業界とは縁もゆかりもなく、商習慣や市場動向もよく分かりませんでしたが、セルフホワイトニングを一つの「商材」と捉え、営業的視点で考えれば、かなりのチャンスが眠っているように思えました。

「これだ、自分がやるべきことは、これしかない」

目の前の霧が、晴れていくようでした。

僕はこのビジネスに、すべてをかけようと決めました。

とはいえ今度は、いきなり仕事を辞めたりはしませんでした。まずは休日である土日を使ってスモールスタートし、利益が増えてきたら独立しようと考えました。

最初は、これまでに貯めてきた貯金をすべて使い、セルフホワイトニングマシンを3台、買いました。そして知り合いが経営するトレーニングジムやエステに「間借り」をする形で、家賃を払って置かせてもらいました。

そして11月、12月と2カ月ほど様子を見ると、稼働率はあっという間に伸びていき、月に60万円から70万円の利益が手元に残りました。

「このビジネスはいける。間違いない」

僕はそこで確信しました。

優れたビジネスモデルには、競合の出現がつきものです。

競合が現れる前に一刻も早くシェアを獲得しなければなりません。

僕は結局、人生で初めて「3年は続ける」という自分ルールを曲げ、会社を辞めて起業をするという決断をしました。

こうしてついに、憧れだった経営者の道を、歩み始めることになりました。

第3章

「世のため、人のため」
困っている人を笑顔にしたい思いを形に
オーラルケア業界のイノベーターとして
メディアも注目！

シャリオン、誕生

２０１４年の冬まで、マーケティングを行ったあと、年末に会社を辞めて、２０１５年1月15日に会社を設立しました。

社名は、シャリオン。

単語としては世の中に存在しない造語です。

どのような社名をつけるかについては、本当に悩みました。

会社設立の時点から、「いずれは世界へ打って出る」という大願を持っていましたから、世界の人々の耳にも響きのいい名前を選ぶ必要がありました。

その一方で、やはり自分の原点は日本文化であり、仁義や人の道といった価値観を社名に込めたいという思いもありました。

そうしていろいろと考えている中で、僕の頭には一つの言葉が自然に浮かんできました。

〝獅子奮迅《ししふんじん》〟

獅誠会の山脇会長から教えてもらった四字熟語であり、獅子が奮い立ち、勇んで猛進するような勢いで物事に当たるという意味です。

獅子奮迅は、『大般若経』に由来するといいます。大般若経は『西遊記』に登場する三蔵法師のモデルである玄奘三蔵がインドから持ち帰って翻訳した書物であり、「獅子の王が自在に奮迅するような」すさまじい勢いを言い表す言葉として、獅子奮迅が登場します。

自分も若き獅子となって奮迅し、社会を変えていきたい。

経営者になるにあたり、そんな思いが沸き上がってきました。

獅子はフランス語では、リオンといいます。それと、同じフランス語の「人を大切にする」という意味を持ち、「仁義」に近いニュアンスの言葉である「シャルテ」を合体させて、「シャリオン」という造語が生まれました。

こうして社名に込めた獅子奮迅の四字熟語は、僕が目指す経営者の在り方そのものであり、いまだに大好きな言葉です。

自らの獅子奮迅の活躍で、社会がよりよくなっていく。

そんな経営者を目指したいと常に意識しています。

朝から晩まで、営業に走り回った

会社の設立にあたって、足りない資金は日本政策金融公庫から借り、「一緒にやりたい」と手を挙げたビジネスパートナーに加え事務員を1人雇って、3人で株式会社シャリオンをスタートさせました。

主な業務内容は、セルフホワイトニングマシンの代理販売です。

渋谷に代理店を構え、どんどん売り込みをかけ始めました。

エステやネイルサロン、美容室、トレーニングジム……。商材と親和性の高そうなそうした店舗を中心に回ったところ、手ごたえは十分でした。

一番に契約してくれたのは、知り合いに紹介してもらった、名古屋にある接骨院でした。

営業マンとしてキャリアを積んできたなかで、これほど必死の思いで営業をかけたのは、あとにも先にもこのときだけです。

幸いにもすぐに商品を気に入ってもらい、その日に契約をいただきました。

先方の極めて好意的なリアクションを見て、「やっぱりセルフホワイトニングには需要がある」と改めて感じました。商品には自信がありましたが、1台売れてひとまずほっとした記憶があります。

会社を始めて半年は、とにかく無我夢中でした。

給料はすべて会社の運営費用にまわし、貯えを切り崩して生活していました。家賃8万円のワンルームマンション暮らしで、食料は牛丼やカップラーメンばかり。生活費を切り詰めて営業のための資金にあてました。

電車にマシンを積んで、朝から晩まで走り回り、営業をかけ続けました。

この頃の僕は、人生を変えるために本気になり、すべてを仕事に捧げていました。

売り先については、紹介、ウェブ広告、展示会など、考えられるあらゆる手法を使って探していきました。問い合わせをもらえばとにかく飛んでいき、会社にはほとんどいませんでした。

ただ、「当時苦労したか」と聞かれれば、僕にはそんな実感はありません。

なぜなら、営業をするのがとても楽しかったからです。

僕はそれまで、建築資材、通信、コピー機まで営業マンとしていろいろな商材を扱ってきましたが、セルフホワイトニングマシンはその中でも群を抜いて売りやすい商材でした。

問い合わせをもらったらほぼ間違いなく売れましたし、飛び込み営業でも、売ることができました。

そうして会社設立1カ月で、数百万円を売り上げることができました。後ろだても資本もないベンチャー企業の滑り出しとしては、まずまずであったと思います。

スタートアップで、どう宣伝を行うべきか

なんとか売上が立つようになっても、僕の生活は相変わらずでした。

ちなみにこの頃だけではなく、会社設立から4年間は同じような生活を続けてきました。

調子に乗ったら、きっと足元をすくわれる。

身の丈に合った生活をしなければ、あとでしっぺ返しがある。

そうした思いが常にありました。

山笠や空手を通じ、礼儀作法を身に付けたのと併せて、いつも人を立て、自分は謙虚な姿勢でいるのが大切であると学んだはずなのに、営業マンで稼いでいた時代にはそれを忘れて調子に乗った結果、転職に失敗するという痛い目にあいました。

同じ轍を踏まないためには、いつも謙虚でなければいけない。

そのような思いから、贅沢をせずに暮らしていました。

会社を立ち上げて4カ月ほどが経過した頃、経営は軌道に乗ってきました。

売上は予想以上のペースで伸びていましたが、僕は一つの課題を抱えていました。

「今のように、自分が足で回って稼ぐような営業スタイルではすぐに限界がくる。もっともっと売るためには、メディアへの露出が不可欠だ。しかし影響力のあるメディアに広告を出すには莫大なお金がかかる。メディア戦略を、いったいどのように展開していくべきか……」

これはベンチャー企業のほとんどが当たる壁だと思います。

自分の会社や商品の知名度を上げていかなければ、いくらいい商品であっても最初はなかなか信頼してもらえません。

自らが説明に赴くならともかく、インターネットや広告を通じて商品を売ろうと考えるなら、どうにかしてメディアへの露出を増やす必要がありますが、投じられる資金は多くありませんから、一筋縄ではいきませんでした。

ベンチャー企業のメディア戦略の在り方とは

近年、メディア戦略の文脈でよく語られてきたのが「トリプルメディア」というフレームワークであり、当時僕もそれに基づいた施策を打とうと考えました。

ちなみにトリプルメディアとは、以下の三つを指します。

オウンドメディア

ホームページやＥＣサイト、メールマガジン、パンフレットなど、自社でコントロールできるメディアのこと。主に自社の商品やブランドに対する理解を広めるために用いる。

ペイドメディア

テレビ、新聞、雑誌、ラジオなどのマスメディア、ウェブメディアなど、広告費を払って露出できるメディア。一気に知名度を上げたい際には有効だが、費用がかかる。

アーンドメディア

出版、報道、インフルエンサーなどに取り上げてもらうことで、自社の商品やブランドに対する評判や信頼を醸成していく。

このトリプルメディアを相互補完的に活用しながら情報を発信し、知名度を高めていくというのが効果的とされていました。

なお、現在ではさらに「シェアードメディア（個人による拡散）」を組み込んだフレームワークなど、メディア戦略はより複雑化しています。いずれに力を入れるにせよ、一つだけの手法に頼っているとなかなか効果が上がらないというのは間違いないでしょう。

僕の場合、まず手掛けたのはアーンドメディアであり、フェイスブックやインスタグラムといったＳＮＳを始めました。

もちろんそれだけでいきなり宣伝効果が上がるはずはありません。ホームページやパンフレットといったオウンドメディアにも少しずつ投資を行い、そのボリュームを増やしていこうと考えましたが、すぐに大きな予算をかけることはできませんでした。

ペイドメディアも同様で、テレビＣＭを使うような巨額の広告宣伝費を捻出できるはずもなく、インターネット上での出稿にとどまりました。

結局、生まれて間もないベンチャー企業のメディア戦略は、「いかに予算をかけず、認知度を高めるか」ということにつきます。

それをどのように実現するか。

結論からいうと「相手から取材をしてもらうこと」です。テレビの情報番組や雑誌の企画などに取り上げてもらえたなら、無料で自社の宣伝ができます。

自社の商品において、マスメディアが取り上げたくなるような情報をまとめ、それを強く打ち出していけば、そのうち必ずメディアの目に留まるだろう。

それが僕の戦略であり、マスメディアの目を引きそうな情報ばかりを厳選して掲載しました。

また、展示会を始めとしたメディアが取材に来る可能性がある場を徹底的にリサーチし、そこに積極的に出展するようにしました。

その戦略が功を奏したのは、会社を立ち上げて４カ月ほど経った頃でした。

メディアの注目するイベントを狙う

２０１５年５月。

東京ビッグサイトで、日本最大の美容イベント「ビューティーワールドジャパン２０１５ｉｎ東京」が開催されました。

美容界では最も注目されるイベントの一つであり、例年必ずメディアの取材が入るこのイベントに、シャリオンが展開するセルフホワイトニングのブランド「ホワイトニングネット」としての出展が決まりました。

とはいえ人気イベントの出展枠を自力で勝ち取ったわけではなく、親しい先輩の会社が出展する場所の一部に間借りをして出展したのです。

ビューティーワールドジャパンは、当時で5万人以上の来場者が訪れるほどのビッグイベントであり、その場で契約が成立する可能性も十分にありました。

しかし僕は、売上とは別のところでの効果に期待を寄せていました。

それは、マスメディアからの取材を受けること。

イベント紹介の企画の中であっても、ホワイトニングネットの名前と商材が出れば大きな宣伝効果が期待できると考えていました。

ただし、会場では４００社以上の企業がブースを構え、そのいずれもがメディアを待ち構えています。その状況の中、間借りしている小さなブースからいくら必死に手を振っても、そう簡単にメディアの目に留まるはずがありません。

メディアがホワイトニングネットのブースの存在に気づき、さらには取り上げてくれるかどうかは、まさに「神のみぞ知る」といったところでした。

なんとかメディアに取り上げてほしい。

そう考えて展示会に臨みましたが、当日はとにかく忙しく、目の前に来たお客様への対応に必死になり、メディアのことは頭の隅に追いやられていました。目の前に〝幸運〟がやってきたときにも、僕は最初それに気づかず、ともすれば運を逃がしてしまうところでした。

メディアで〝がっちり〟紹介された

「すみません。TBSの者ですが、お話をうかがってもいいですか」

テレビ番組のディレクターからこのように声をかけてもらった際、僕はパソコンの画面を見つめ、そこにある売上の数字に気を取られていました。

「お忙しいところ、すみません」

もう一度話しかけられたところで、僕ははっとして、思わず飛び上がりそうになりました。待ちに待ったメディアからの声が、ついにかかったのです。

「はい！　なんでしょうか」

その段階では、取材がかかるかどうかも分からないのに、情けないくらい声が上ずっていました。

声をかけてくれたのは、ＴＢＳ系情報番組『がっちりマンデー‼』の取材陣でした。

「番組の『儲かる最先端ニュース』という特集にご登場いただける企業さんを探していまして、御社のセルフホワイトニングマシンがどのようなものなのか、お聞かせいただけますでしょうか」

ディレクターの方の質問に対し必死に答えたつもりですが、頭に血が上っていたのか、どんなことを話したのかあまり思い出せません。

幸いにも「ホワイトニングが自分でできるなんて聞いたことがない」と強い関心を

持っていただき、取材をしてもらうことができました。

その様子は、７月８日に放映された『特大がっちりマンデー!!』の中で、およそ３分間にわたって紹介されました。もし全国ネットで、同じ時間帯に同じ時間だけＣＭを流そうとするなら、何千万円もの費用がかかるはずですから、本当に幸運としかいいようがありません。

番組の影響はすさまじく、放映直後から問い合わせが殺到。放映時間が夜だったこともあって事務所は開いていませんでしたが、メールが何百通も届きました。翌日には電話が鳴りやまない状況になりました。

こうしてシャリオンに、追い風が吹いたのです。

１期目で７０００万円の売上を達成

幸運は、さらに続きます。

『がっちりマンデー!!』の放映後、１カ月も経たないうちに、別のテレビ番組がセルフホワイトニングを取り上げてくれました。日本テレビ系バラエティ『ダウンタウンＤＸ』にゲスト出演した吉木りささんが「最近はまっている美容法」として、自社で扱っているセルフホワイトニングマシンを紹介してくれたのです。

テレビ放映後、さらに問い合わせは増えましたが、それに加えてありがたかったのが、録画した番組を営業ツールとして使えたことでした。

「『ダウンタウンＤＸ』に出た」というのが商品の信用を高め、年齢も若く知名度もない僕の営業トークに、耳を傾けてもらえるようになりました。

そうして番組の録画を見せながら営業を続けたところ、売上はさらにぐっと伸びました。

結果的に、シャリオン設立１期目の売上は、７０００万円を達成。２０１５年の年末には社員を２名増やして、５人体制となりました。

年が明け、２０１６年からスタートしたのが、セルフホワイトニングマシンの自社生産です。銀行から借りたお金を中国の工場に投資し、マシンの生産体制を整えました。

そこでさらなる躍進の原動力となったことがあります。

全国で販売代理店を募ったのです。

営業マンとしての経験から、ホワイトニングマシンがいかに売りやすい商材か、誰よりも分かっていましたから、販売代理店の獲得には自信がありました。

実際に、募集を開始して１カ月で販売代理店の数は５社に増え、そのあともどんどん伸び続けていきました。現在では全国に50社の販売代理店を展開しており、売上の大きな柱となっています。

お金をかけずとも、プロモーションはできる

販売代理店の獲得、そして拡大を目指すうえでも、メディア戦略には力を入れました。

詳しくは次章で解説していきますが、実は２０１５年から、芸能人の方々にホワイトニングマシンや関連商品を試してもらい、ＳＮＳなどでプロモーションを行っていました。

２０１６年にはそれらをさらに強化するとともに、僕自身がいくつかのテレビ番組

に出演。雑誌などにも積極的に出て、認知度の向上を図りました。

メディア出演の際に僕が最も意識したのは、「どうすれば営業マンがより売りやすくなるか」です。ホワイトニングマシンの信頼性が少しでも増すように、発言やパフォーマンスに気を使いました。この姿勢は現在のプロモーション戦略においても変わっていません。

そうして商材が売りやすい環境を作っていくほど販売代理店は増え、かつ離れていかなくなります。

こうしたメディアによるプロモーションは、「お金がかかるから無理だ」と思い込んでいる経営者は多いのではないでしょうか。

僕の場合、実はそこまで広告費をかけず、自らの人脈を駆使してプロモーションの機会を作り出していました。ＰＲ会社もほとんど入れず、独自でアプローチしていたことも、広告費を抑えられた要因だと思います。

媒体ごとに内容を変えたプレスリリースをメディア各社に送ったり、自社ウェブサイトの内容を充実させて目に留まりやすくしたりといったことをこつこつと積み重ねてもいました。そのほかに、「ビューティーワールドジャパン」など、メディアが取材に来るであろう美容関係の大規模な展示会には必ず参加し、メディアに向けてＰＲを行いました。

そうした地道な努力の結果、認知度は次第に広まり、のちに「最も買いたい注目の新商品」第1位や、「ＳＮＳ最新トレンドランキング」第1位を獲得しました。

成功を収めた「ホワイトニングキット」

セルフホワイトニングマシンの自社生産と販売代理店の設置という新たな戦略が功を奏し、２０１６年度の売上は2億５０００万円まで増加。前年度の3倍以上に伸ばすことができました。

また、同時並行的にマウスウォッシュやデンタルフロスといったオーラルケア商品の開発も進めてきており、「美歯口《びはく》」シリーズとしてラインナップ。ちなみにネーミングは、当時から進出を見据えていた中国市場でも分かりやすい漢字にしました。

現在、オーラルケア商品は売上の重要な柱の一つとなっていますが、そのきっかけとなったのが、「美歯口30DAYSホワイトニングキット」の発売でした。

このキットは、1日ごとに使い捨てる歯磨き粉と、歯ブラシのセットです。最大の特徴は、歯磨き粉。市販の歯磨き粉のほとんどは、一度開封してしまえば劣化が進んでいきます。毎日口に入れるものだからこそ、フレッシュで安全でなければいけない。そうした思いから、使い捨ての小分けという形にしました。

歯磨き粉は無添加で、ヒドロキシアパタイトなどホワイトニング効果の高い成分が配合されています。同封の歯ブラシも、歯磨き粉と一緒に使うことで日々のホワイトニングケアが行えます。コーヒーやたばこといった、歯の黄ばみの元を素早く除去するのに有効です。

こうした商品は日本には存在せず、まさに新発想のホワイトニングキットであり、「30日間使い続ければ歯が白くなる、一歩先ゆくオーラルケア商品」として話題を呼びました。

結論を先にいうと、2017年11月の発売開始から1年間で、5億円もの売上を達成することができました。

一方のホワイトニングマシンも相変わらず好調で、エステや美容室、オフィス、ゴルフレッスン場、温浴施設までさまざまな場所へ導入されていき、シャリオンが運営する「ホワイトニングネット」の加盟店は２０００店舗を超えました。

まさに絶好調といったところですが、「好事魔多し」とはよくいったもので、実は２０１７年には、会社の存続を揺るがすような大変な事態が起きていました。

パートナーに裏切られ、人間不信に

トラブルの元となったのは、あるパートナーでした。

以前から、私生活ではお金に関するトラブルがいくつかあったようでした。時々、お金の相談はされてはいましたが、今考えると本当に甘さがありました。

ある日、パートナーから「折り入って相談がある」と連絡が入りました。

話を聞けば、「資金が足りない。3日後にお金が入る予定があるけれど、その3日がどうしても乗り越えられない。だから3日間だけ、お金を貸してほしい」とのことでした。

金額を聞けば、1000万円を超える大金です。おいそれと払える額ではありません。そう思い、「なにかあったときのために」と貯めておいたお金を回して、パートナーの口座に振り込みました。

それから3日が過ぎましたが、パートナーからの連絡はありませんでした。

そのあとも、連絡は一切とれません。

それでも僕は、現実がにわかには信じられず、その身になにかあったのではないかと心配して、メールやラインを送りました。

しかしいつまで経っても、パートナーから返事が来ることはありませんでした。

「これはもしかして……騙されたのか……」

お金を失ったのももちろん厳しかったですが、それにも増してこたえたのが、信頼してきた相手からの裏切り行為でした。

ショックが強く、しばらく悔しくて寝つきが悪い日々を過ごしました。

疑心暗鬼に陥り、人間不信になりました。

同時に、大金の絡む話であるにもかかわらず、パートナーの言葉を簡単に信じ込んでしまった自分がいかに未熟であったかが骨身に染み、落ち込みました。

「もうこんな辛いことを、二度と起こしたくない……」

以来僕は常に足元を見るよう心掛け、周囲の人々と自分なりにしっかりコミュニケーションをとりながら、ここまで経営を続けてきています。

再び前を向き、歩み始める

２０１８年１月。

年も明け、心機一転、前を向こうと決めました。

ビジネスは順調に推移してきていましたし、僕はいよいよ仕事に熱中しました。

「今後も、まだまだ伸びる」

僕にはそんな確信があり、２０１８年度には営業マンを一気に７人増やして販売体制を強化しました。ほぼ全員が20代で、若いエネルギーと野心に溢れています。

彼らには、僕が培ってきた営業技術のすべてを教えたつもりです。かなり細かい指導をしたので、きっと口うるさく感じたことでしょう。

販売代理店の数もぐんぐん伸び、セルフホワイトニングマシンを設置してくれている店舗数は５０００店舗まで増えました。

２０１８年の売上は、約20億円を突破。20人ほどの小さな会社でこの金額を達成できたというのが、自分の大きな自信となりました。

もう一つ、嬉しかったのは、シャリオンが第三者機関より「ホワイト企業」と認定されたことです。

認定機関である一般財団法人日本次世代企業普及機構（ＪＷＳ）は、次世代に残すべき素晴らしい企業を発見し、ホワイト企業認定によって取り組みを評価する組織です。

ホワイト企業認定は、いわゆる「ブラック企業ではない」というお墨付きとは違います。「家族に入社を勧めたい、次世代に残していきたい」といった企業を対象としています。

ＪＷＳのホームページでは、以下の3要素を併せ持つ企業を「ホワイト企業」と定めています。

・従業員が安心して働き続けられるために優れた社内統治を行う企業
・長期にわたって健全な経営を続けられる優れたビジネスを行う企業
・時代のニーズに合わせた従業員の働きがい（エンゲージメント）を高く保つ企業

この三つは経営者にとって組織運営を行ううえで外せない内容であり、シャリオンも引き続きホワイト企業であり続けるべく、努力していこうと思います。

オーラルケア業界のイノベーター

2019年は、シャリオンにとって新たな飛躍の年となりました。

シャリオンの企業活動が評価され、いくつかの賞を受賞したのです。

まずは、「ベストベンチャー100　2019」。

これから更なる成長が期待できるベンチャー企業１００社の中に選んでいただきました。社会貢献性の高いビジョンを掲げ、ビジョン実現に向けて全社一丸となって取り組んでいる。経営者が短期的な売上急伸よりも中長期的視座を持ち、売上が右肩上がりとなっている。商品およびサービスにこだわりがあり、「ビジネスモデルとしての独自性」がある。ＩＴや介護医療、環境などの成長マーケットでの事業展開や海外展開を積極的に推し進めている……。こうした選出理由は、まさに僕が実現したかったことそのものであり、本当に嬉しく感じました。

そのほかに、アジア地域における優良な成長企業を選出する「アジアの注目企業１００」にも選出いただきました。

「ＳＤＧｓビジネス大賞」では、優秀賞を受賞。エントリーした50社から選定された5社のうちの1社として、僕がプレゼンテーションを行い、受賞に至りました。ちなみにＳＤＧｓとは「Sustainable Development Goals（持続可能な開発目標）」の略称であり、「貧困をなくそう」「質の高い教育をみんなに」「ジェンダー平等を実現しよう」といった、人類が目指すべき17の目標です。２０１５年9月の国連サミットで採択され、今や世界の投資家たちがビジネスを評価するうえで欠かせない指標となりつつあります。

シャリオンの活動では、オーラルケアの普及による健康増進、「１ＷＨＩＴＥ＝１ＳＭＩＬＥ（１ホワイト１スマイル）」という発展途上国の子どもたちへの給食費支援や、定期的な子どもたちに対する歯磨き講座といった取り組みを評価していただきました。

オーラルケア業界においてこうした賞をいただくというのはほぼ前例がなく、僕が目指す「オーラルケア業界のイノベーターになる」という目標に、少し近づけたのではないかと思います。

２０１９年度の売上は20億円まで伸び、セルフホワイトニングの領域では圧倒的なシェアナンバーワンを獲得できました。

次は、世界へ。

シャリオンの挑戦は、まだまだ始まったばかりです。

第4章

誰もやっていないからこそ自分がやる
自ら仕掛けることでしか、
チャンスはやって来ない

日本人には「歯が汚い」イメージがついている

日本が、「オーラルケア後進国」であるという事実を、知っているでしょうか。

北欧やアメリカなど、「予防」の観点から国民が積極的にオーラルケアに取り組み、成果を上げている国は多くあります。歯科医院で定期検診を受けている人の割合は、北欧で大人80％以上、子どもは１００％で、アメリカでも大人の70％が定期的に歯科医院に通っています。

一方で日本では、定期受診率は６％ほど。オーラルケアや予防歯科に対する関心がまだまだ低いといえます。日本人の大人の7割から8割は歯周病に罹患しているとされますが、これもまともにオーラルケアを行ってこなかったのが大きな理由です。

美容的な観点でいっても、アメリカでは「日本人は歯が汚い」という印象が強くあります。先進国の価値観では、「歯のメンテナンスもまともにできない人は、だらしのない性格の持ち主である」と捉えられ、馬鹿にされるのです。

第4章

誰もやっていないからこそ自分がやる
自ら仕掛けることでしか、チャンスはやって来ない

過去を振り返ってみると、1960年代から70年代にかけての日本は「むし歯の洪水」の時代といわれました。戦後、アメリカから砂糖を大量に使った商品が流入してきたことも関係するとされますが、当時は子どもの90％がむし歯で、高齢者は歯の磨き方を知らないような状態でした。

この頃に一般的だったのが「歯医者には、歯が痛くなったら行けばいい」という考え方であり、歯科医院はあくまで「治療の場」として機能してきました。

そして、歯を削ったり抜いたりして早く痛みを取ってくれる医師が「腕がいい」とされ、評判になりました。

むし歯の数があまりに多かったため、当時は歯科医師の数が不足し、歯科医院の前には行列ができることもあったようです。

そうした過去から、日本はいまだに抜け出すことができていません。「歯医者は歯が痛くなったら行くもの」という前時代的な考えが幅を利かせ、日頃のオーラルケアやメンテナンスが重要であると考える人の数は、残念ながら多くはないのです。

美しい歯を求める人は増えている

歯科医院の数は、今やコンビニエンスストアよりも多くなりました。

厚生労働省の医療施設動態調査によれば、歯科医院の数が6万8613軒（2018年10月末概数）。一方のコンビニは一般社団法人日本フランチャイズチェーン協会のデータによると5万5743店舗（2018年12月末時点）です。

ところが、実はむし歯の数自体は、減ってきています。

「むし歯の洪水」の時代、歯医者にやって来る「お得意様」は、子どもたちでした。しかし現代では、様相が変わっています。

文部科学省の学校保健調査によると、1985年の12歳児のむし歯の数は、平均4・63本。しかし2018年の同調査では、0・74本となっています。こうした背景には、親による歯磨きの指導と習慣化、むし歯菌をうまくコントロールすることで永久歯をむし歯にしないようにするカリエスフリーの取り組みなどがあります。

子どもたちだけではなく、高齢層のむし歯の数も減っています。厚生労働省と日本歯科医師会が１９８９年より推進してきた、80歳になっても歯を20本以上保とうという「８０２０運動」などが功を奏し、年をとっても歯が残る人が少しずつ増えています。歯を削る、抜くという治療をメインとしていた歯科医院にとっては、むし歯の数が徐々に減っていくというのは大いなる逆風です。

しかしそれでも歯科医院の数が多いのは、審美や予防という領域で売上を立てる歯科医院が徐々に増加してきたからでしょう。

審美や予防という新たな潮流が広まってきた背景には、日本が経済的に豊かになっていくなかで「美しい歯でありたい」と思う人が増えたことにあります。

そして近年は、審美に代わって「機能美」という言葉が用いられるようになってきました。オーラルケアをしっかり行って、きちんと噛める歯並びを保ち、健康的に美しくなる。それが新たなニーズであり、オーラルケア関連のビジネスにおいては、それを実現する商品の開発が求められています。

日本の国民病である歯周病の怖さ

現代では、むし歯や歯周病といった口腔内のトラブルが全身にも悪影響を与えることが分かっています。

「たかが歯の話で、大げさな……」と感じる人もいるかもしれません。

しかし、もしあなたがそう思ったのなら、すぐに認識を改めるべきです。

その発想が、自らの寿命を縮めかねません。

むし歯や歯周病が、糖尿病、心筋梗塞や脳梗塞といった重篤な疾患の引き金となるリスクがあることが、科学的に証明されているのです。

特に問題視されているのが、歯周病です。

ここで改めて、歯周病がどのようなものか解説しておきます。

歯周病は、日本人の成人の7～8割がかかっているとされている口腔疾患であり、歯肉炎や歯槽膿漏などの、歯の周辺組織が破壊される病気の総称です。歯を失う原因はむし歯だと思われがちですが、実は歯周病が、歯を失う原因のトップに君臨しています。

歯の周辺には、歯肉や歯槽骨、歯根膜など、歯を支える土台となる組織があります。この土台が、プラーク（歯垢）の中に潜む歯周病菌に感染してしまうと、トラブルが起きてきます。歯周病菌が出す毒素により歯肉が炎症を起こせば歯肉炎、そこからさらに悪化して歯槽骨まで破壊されてしまうのが歯槽膿漏です。

いくら歯が丈夫であっても、歯を支える周辺組織が壊れてしまえば、歯は抜けていきます。歯周病の恐ろしさは、初期段階で自覚症状がほぼないため、気づかないうちに進行していくというところにあります。

歯周病菌が潜むプラークの量が増えるほど、歯周病に感染するリスクが高まります。歯の表面に付着したプラークは歯磨きで落とすことができますが、歯の細かな隙間に入り込んだプラークに関しては、歯ブラシでは落としきれませんから、歯間ブラシやデンタルフロスといった専用商品を使って除去する必要があります。

日本では、オーラルケアといえば「歯磨き」であり、歯間ブラシやデンタルフロスを使っている人の割合はそこまで多くありません。

ライオン株式会社が２０１３年に実施した調査では、オーラルケア後進国である日本と、先進国であるスウェーデンの間の、オーラルケアに対する意識の差が明らかとなっています。

セルフケアに関して、スウェーデンでのデンタルフロス使用率は51・２％、日本は19・４％。デンタルリンス使用率も、スウェーデン39・２％、日本は22・７％となっています。

そしてスウェーデンでは、約81％の人が「むし歯はオーラルケアで防げる」と考えており、「ブラッシング以外にデンタルフロスやデンタルリンスも使うのは当たり前」「どちらかというと当たり前」と考えている人も約68％います。

しかし日本では、「ブラッシングだけで充分だと思う」「どちらかといえば充分だと思う」という人が約51％と半数以上で、マジョリティとなっています。

こうしたオーラルケアに対する意識の低さ、知識不足が、日本で歯周病が蔓延している理由であると僕は考えています。

オーラルケアに対する意識調査

■デンタルリンス・フロスの使用率

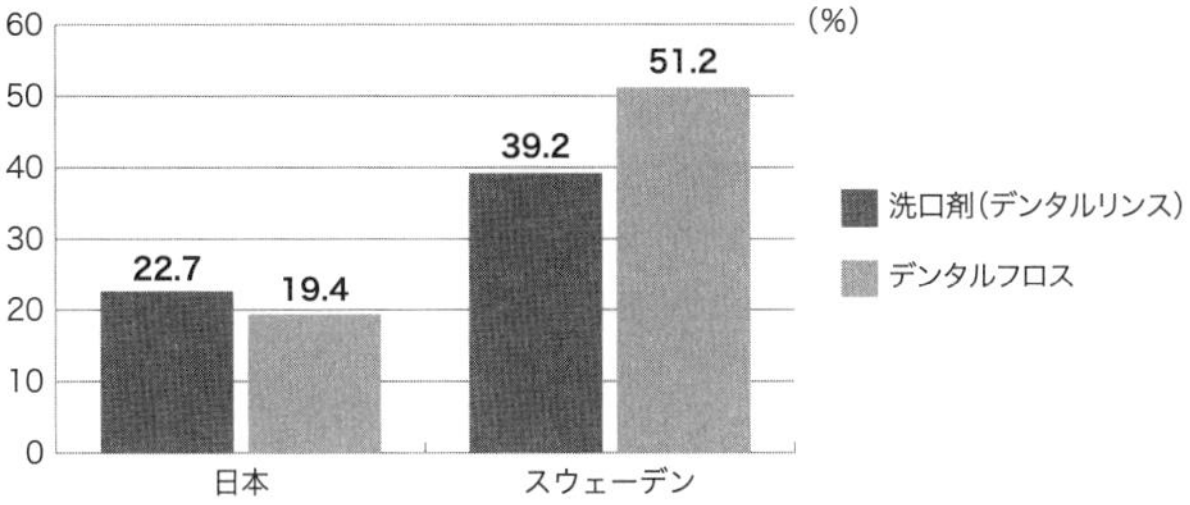

■むし歯は、オーラルケアで防げると思いますか

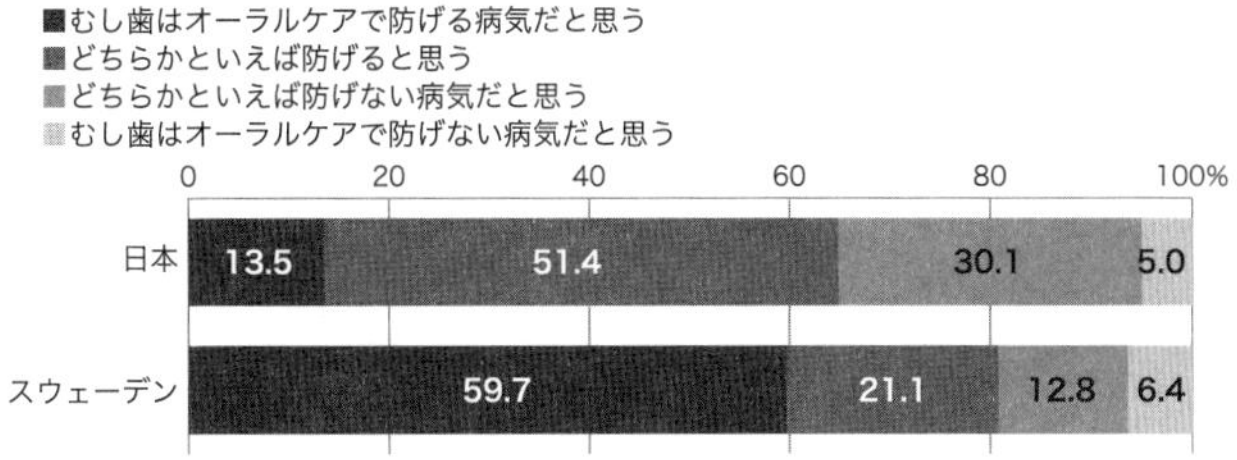

■オーラルケアに使用するアイテムに関する考え方

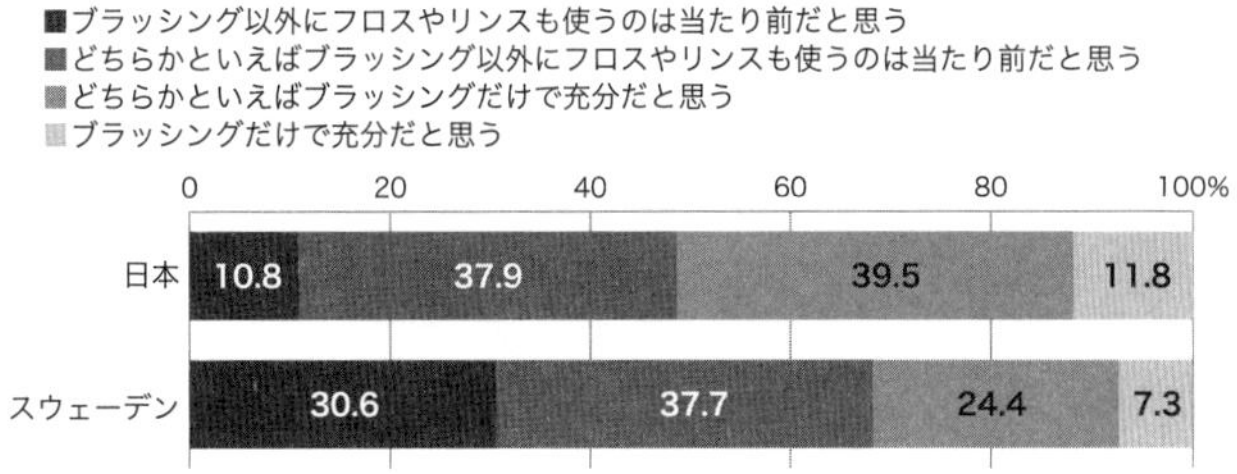

参考：ライオン株式会社「日本・アメリカ・スウェーデン 3カ国のオーラルケア意識調査 Vol.1」

歯周病が大病の引き金となる

歯周病と全身疾患に関してはその関連を示す論文がいくつもあり、歯周病を放置しておくと、さまざまな病気にかかるリスクが高まります。

僕は医療の専門家ではありませんが、商品開発の過程などを通じ、オーラルケアに対する自分なりの研究を積み重ね、いくつもの学術データに目を通してきました。

例えば一般財団法人サンスター財団が2016年に公開した動画では、歯周病と全身疾患の関係が示されています。歯周病菌が口から血管を通って全身に流れることで、体内でさまざまな炎症反応が起こる。それが血管内皮の破壊や血栓の形成につながり、動脈硬化の原因となり、全身性の炎症によって糖の細胞内への取り込みを調整するインスリンの働きが妨げられる。そうした様子が解説されています。

そのほかにも口腔疾患と全身疾患の関わりを示す学術的な論文は、世の中に数多く出回っています。現在の学説で主流となっているものの一部をここで紹介しておきます。

〈糖尿病〉

口腔疾患と最も関わりの深い病気の一つで、「歯周病は糖尿病の合併症の一つ」といわれるほどです。血液中のブドウ糖の数値である血糖値が慢性的に高くなる状態で、血糖値を下げるホルモンであるインスリンがうまく作用しなくなると発症します。血糖値が高い状態が続くと、血管がもろくなり、栄養をうまく運べなくなって、全身の臓器にさまざまな障害が起こります。そんな恐ろしい糖尿病の引き金となるのが、歯周病です。歯周病の原因菌が血中に入ることでインスリンの働きを阻害し、糖尿病を助長するリスクがあります。実際に、糖尿病の治療の現場では、歯科医師による歯周病の治療がセットで行われるようになってきています。

〈動脈硬化〉

心筋梗塞や脳梗塞など命に関わる病につながる、動脈硬化。血管の内側にコレステロールなどが付着し、血管が狭く硬くなり、血液の流れが悪くなった状態です。歯周病が悪化すると、歯周病菌が血管に流入し続け、それが動脈硬化を進行させる恐れがあるといわれています。

〈腎臓疾患〉

腎臓は、血液をろ過して塩分や老廃物を取り除く働きをしています。腎臓が機能しなくなると、身体の中に老廃物が溜まってしまい、最終的に透析や移植が必要になります。アメリカのカリフォルニア大学の研究では、699人を対象に歯科検診を実施したあと、48年間にわたって追跡調査し、「歯周病によって慢性腎疾患のリスクが通常の4倍に増加する」と結論づけています。

〈メタボリックシンドローム〉

統計的な調査では、歯周病が悪化するほどメタボリックシンドロームになる確率が高いと示されています。内臓脂肪の過度な蓄積に高血圧、高血糖、脂質異常が合併するメタボリックシンドロームは、まさに万病のもと。日本人の三大死因である、がん、脳卒中、心臓病のうち、脳卒中と心臓病を引き起こすとされています。こうした病気は突然起こるものではなく、生活をしているうちに水面下で進行する、いわゆる「ドミノ倒し」で起こると考えられており、それを「メタボリックドミノ」といいます。

そして、むし歯や歯周病が、このドミノの最上流に位置すると近年よく指摘されています。

政府も、オーラルケアの重要性を指摘

口腔トラブルと全身疾患に関連があるというのはすなわち、習慣的なオーラルケアによって口腔内を健康に保てば大病にかかるリスクが下がる、ということにほかなりません。

日本の成人の多くが歯周病を患っているという事実から鑑みても、オーラルケアが日本人の健康に大きく寄与するのは明らかです。

こうした考え方は、僕だけのものではありません。

日本政府もオーラルケアに秘められた可能性に着目し、国をあげて推進しています。

２０１８年６月15日に閣議決定された「経済財政運営と改革の基本方針」、いわゆる「骨太方針」は、国家運営の基本方針です。その第３章の項目４「主要分野ごとの計画の基本方針と重要課題」の社会保障について以下の文章があります。

口腔の健康は全身の健康にもつながることから、生涯を通じた歯科健診の充実、入院患者や要介護者をはじめとする国民に対する口腔機能管理の推進など歯科口腔保健の充実や、地域における医科歯科連携の構築など歯科保健医療の充実に取り組む。

国がビジョンを述べる中で、オーラルケアの重要性を指摘しているのです。

なぜこのように踏み込んだ発言をしたのかといえば、その裏には少子高齢化などが要因となって膨張し続ける社会保障費の問題があると考えられます。

口腔の健康を保ち、複数の疾患に対するリスクを予防することができれば、健康な人、元気な人の割合が増えていきます。入院や要介護の患者の数も減り、医療費が抑えられます。また、70代、80代になっても大病に罹らずに元気でいる人が多くなれば労働人口が増え、税収が上がるはずです。

以上のような理由から、国の成長戦略にオーラルケアが組み込まれているのです。

オーラルケアに秘められた大いなる可能性

「人生１００年時代」といわれるようになりました。

この言葉は、ロンドンビジネススクールの教授、リンダ・グラットンが、著書『ライフ・シフト』で提唱した概念ですが、政府の「人生１００年時代構想」などで広く使われるようになり、２０１７年には新語・流行語大賞にもノミネートされました。

来たるべき人生１００年時代において、幸せに生きていくための鍵を握るもの。

それがオーラルケアであると、僕は考えています。

いくら寿命が延びても、10年も20年も大病を患い寝たきりの状態になってしまったら、果たして幸福といえるでしょうか。

近年では、口腔機能が低下することで、要介護状態に進むリスクが高まることが指摘されています。

一般社団法人日本老年医学会が２０１４年に提唱した、「フレイル」という概念があります。

フレイルは、健康な状態と要介護の中間に位置する状態を指し、「要介護ではないが、身体の機能や認知機能が低下している」ということです。

いわば「介護予備軍」であるフレイルですが、それを予防できたなら、介護が必要になる可能性を大きく減らすことができます。

そんなフレイルを引き起こす要因の一つとして、口腔機能の低下が挙げられています。厚生労働省保健局高齢者医療課の２０１８年の資料では、口腔機能にもフレイルという概念を使い、「オーラルフレイル」という言葉が用いられており、政府のフレイルの評価基準の中には歯科の項目が入っています。

これを逆から見れば、オーラルケアで口腔内を健康に保てたなら、心身もまた健康でいられ、フレイルや要介護状態になる可能性が減ります。したがってオーラルケアが習慣化すれば、日本には元気な人、健康な人の割合が増えていくことになります。

オーラルケアのもたらす恩恵は、個人のみにとどまりません。現在の日本が抱える大きな社会課題を解決するための道しるべの一つともなり得ます。

少子高齢化による社会保障費の膨張は、日本の成長に歯止めをかける最大の壁の一つですが、高齢になっても健康な人が増えれば、社会保障費を抑えることができます。健康であればより長く働くことができ、国の税収も上がります。

社会保障費の中で、今後確実に増えてくるのが介護分野の支出です。内閣府の「平成30年版高齢社会白書」では、２０２５年には人口の約30％が65歳以上の高齢者となり、そのあとも高齢化にさらなる拍車がかかると示されています。今や介護費用は10兆円を超え、社会保障費全体に与える影響は、日増しに大きくなるばかりです。いかに介護関連の支出を抑えるかは、将来の国の財政を左右する重要な課題であるといえます。

そこで注目を集めているのが、オーラルケアです。

オーラルケアにより介護費用が削減できる可能性を示す取り組みがあります。

オーラルケアで、年間の医療費が15万円下がった

高齢者の死因の上位に「肺炎」があることを、知っているでしょうか。

厚生労働省の「２０１８年人口動態統計月報年計」によれば、肺炎による死亡率は年齢を重ねるほどに増えていきます。

そして、死因となる肺炎のうち高齢者の9割以上は「誤嚥性肺炎」です。

誤嚥性肺炎は、飲食物や唾液などが誤って気管に入ってしまう「誤嚥」が原因で起きます。

異物が気管へと流れた場合、通常であればせき込むなどの反射行動によって排除されます。しかし老化によって嚥下に関する筋力が低下していると、反射行動もまた弱まって異物を吐き出せず、それが肺にまで到達してしまいます。その際、異物に付いていた細菌までも肺に侵入し、炎症を引き起こすのです。

この誤嚥性肺炎の原因となる細菌の一つが、実は歯周病菌なのです。そしてオーラ

ルケアによって歯周病を抑えれば、誤嚥性肺炎を減少させることができるということが分かってきました。

福岡県の社会福祉法人さわら福祉会は、２０１５年に福岡市内の複数の老人ホームに対する調査を行いました。すると、入居定員１００人当たり合計１７０６日の入院があり、その約3分の1に当たる５６９・５日の入院の原因は、誤嚥性肺炎を含む肺炎にあることが分かりました。しかも、肺炎で施設から病院に移った入居者の多くは、そのまま施設を退去するか、死亡していました。

そこでさわら福祉会では、歯科医師の指導に基づき、運営する施設の入居者に対して２０１７年からオーラルケアを実施しました。ケア内容は、１回10分程度を週に2回と、毎日行ったわけではありません。

それでも、その効果は絶大でした。

オーラルケアを開始する2年前では、年間の肺炎による入院は18回、日数にして３７７日で、1年前では年間25回、５４５日でしたが、ケアを実施して1年間で、10回、１４４日にまで減ったのです。肺炎だけでなく、歯周病菌が原因で起こるさまざまな全身疾患が予防できたからか、全体の入院日数は、オーラルケア実施前後で約3分の1まで減ったそうです。そうして入院が減ることで、さわら福祉会グループの4施設の合計では、オーラルケアが始まった1年目で1億３７００万円もの医療費が削減された計算になるとのことです。

厚生労働省老健局が２０１９年に発表したデータによれば、代表的な介護施設である特別養護老人ホーム、介護老人保健施設、有料老人ホームの２０１８年の利用者は約１４９万人です。その入院日数が、オーラルケアにより3分の1になったなら……。莫大な介護費用が削減できるでしょう。

もう一つ、日ごろのオーラルケアにより医療費が下がるというデータがあります。

トヨタ自動車株式会社の関連企業の社員や家族らが加入する「トヨタ関連部品健康保険組合」が、医師の協力のもと、組合員5万２６００人の医療費と受診歴のデータを分析し、歯科医院に年2回以上通って定期的にオーラルケアを行っている６０２人を抽出して総医療費を調べました。

それによると、定期的に歯科医院を受診している人は、その診療代金として年間

２万円ほど支出しており、48歳までは総医療費が一般平均より高い傾向がありました。

しかし49歳を過ぎたあたりから、状況は一変します。診療代金２万円を含めても、総医療費が平均を下回るようになったのです。

そして65歳では、年間の総医療費の平均が35万円であるのに対し、歯科医院を定期受診していると20万円以下まで下がり、年間15万円も総医療費が削減できると明らかになりました。

同組合では「歯が悪いと、食事が偏ったり、歯並びが悪くなったりする。それが糖尿病や肩凝り、骨粗しょう症を招き、体全体の健康に影響するから医療費が高くなる」と分析。歯科医院を定期的に訪れてオーラルケアを行っている人は、多くの病気にかかるリスクが下がり、年間の総医療費が低くなる傾向があると結論付けました。

人生１００年と考えるなら、65歳というのは折り返し地点を過ぎたばかりです。そのあとも、少なくとも年間15万円もの医療費が削減され続けるわけですから、国民全員にオーラルケアが浸透すれば、社会保障費に与えるインパクトは絶大であるということは、想像に難くありません。

労働力の減少にもオーラルケアが有効

日本経済というマクロな観点からいうと、少子高齢化による労働力の減少という課題に対しても、オーラルケアは有効に働きそうです。

国の労働力の主な指標となるのは、15歳から64歳までの人口である「生産年齢人口」と、15歳以上の就業者および失業者を示す「労働力人口」です。

２０１９年10月時点の総務省人口推計によると、日本の生産年齢人口は７５０７万２０００人で、比較可能な統計が残る１９５０年以降、過去最低となりました。

厚生労働白書では、日本の労働力人口は２０００年の６７６６万人をピークに、そこから減り続けて２０３０年には６１８０万人まで落ち込む予想となっています。

少子高齢化の構造を変えて労働力を確保するのは、もはや至難の業であり、実現するにせよ「１００年計画」になるでしょう。より素早く労働力の減少に歯止めをかけるには、65歳以上の高齢者が、現役で末永く活躍する環境を作るのが重要です。

オーラルケアによって要介護となるリスクが減り、心身を健康に保っているなら、65歳を超えたとしても、まだまだ現役で働ける人はたくさんいるはずです。

オーラルケアで、高齢者をはじめとした日本の人々が健康になる。

健康で働ける人が増えれば、国の労働力は上がる。

極めてシンプルな話ですが、紛れもない事実です。

オーラルケアには、日本社会を変えるほどのインパクトが秘められているのです。

オーラルケア市場に眠るチャンス

公益財団法人８０２０推進財団の「世界の国々の８０２０～比較」によれば、日本は世界に比べ80歳前後の高齢者の残存歯数がやや少なく、中高年以降、急速に歯を失っていく傾向があるといいます。前述の通り歯を失う一番の原因は歯周病であり、それを予防するオーラルケアが浸透していれば残存歯数はもっと多くなっているはずですから、やはりオーラルケアに対する意識が世界に比べて劣るようです。

サンスターが行ったオーラルケアに関する意識調査でも、同様の結果が出ています。同調査は日本、アメリカ、ドイツ、オーストラリア、イギリス、スウェーデンの６カ国の20〜69歳の男女、各国３８０人を対象に行われたものです。

その結果、日本では「歯周病」という言葉に対する認知率がドイツと並び非常に高いものの「歯のケアには時間やお金をかけたくない」という人の比率も高いことが分かりました。

先ほども触れましたが、日々のオーラルケアに使用するアイテムについては、歯磨き粉と歯ブラシのみというケースが多く、デンタルリンスやデンタルフロスなどの使用率は低調です。例えばアメリカでは、デンタルフロスを使わないと健康を害するという考えから「フロスオアダイ（フロスか死か）」とまでいわれています。オーラルケアに対する意識に加え、手段についてもまだまだ知られていないのです。

そんな「オーラルケア後進国」である日本において、オーラルケア市場は成熟には程遠いといえます。

ただ、だからこそオーラルケア市場にはまだまだ将来性があり、大きく成長する可能性を秘めていると僕は考えています。

シャリオンが創業からずっと成長を続け、たくさんの人々から支持をいただいているのも、日本のオーラルケア市場の潜在ニーズの表れの一つにほかならないでしょう。

世界中の人々を、笑顔にしたい

ここからは、世界に目を向けていきましょう。

先ほども述べた通り、自らの口腔の健康を末永く保つことができれば、大病にかかるリスクが減り、それによって要介護や寝たきりになる可能性も低くなり、結果的に人生の質（ＱＯＬ）が高まります。オーラルケアは、世界中の人々のＱＯＬを高めるのに大いに貢献するのです。

シャリオンはオーラルケアの普及を通じ、人々の健康維持に貢献していく。また、白く美しい歯があることで、世界中の人々が自信を持って笑える世の中を作る。

〝世界でいちばん、笑顔をつくろう〟というシャリオンの社是には、そんな思いが込められています。

言葉にするのは簡単ですが、もちろん実現するのは並大抵のことではありません。

理想の実現を目指し、シャリオンでは「Smile-Action!」として次のような行動指針を定めています。

Frontier!　〜「どこにもない」を、最初につくる。

舗装された道を歩むのでは、面白くない。私たちは、道を拓く存在を目指します。どこよりも早く、どこよりも新しく、まだ誰も考えつかないことをやる。オーラルケアの文化をつくり、人々のライフスタイルを変えていく。開拓者であり、発明家。それが私たちの目指す姿です。

Hospitality!　〜「超える」に、こだわる。

私たちはなにより顧客第一を貫きます。そのために大切にしたいのが、期待に応えるだけではなく、それを超えた「感動」までをつくること。合言葉は、「そこまでやるか！」。気を配り、要望に先回りして、時に過剰なまでにサポートする。その積み重ねのなかで、お客様の期待を超えた感動をつくっていきます。

Passion!　〜情熱を、売っている。

私たちの仕事は、製品を売ることではありません。笑顔をつくることこそが、私たちの本当の仕事です。そのサービスに、その提案に、そのサポートに、ありったけの情熱を込めて。情熱は、あなたの共感者と、ファンを増やします。表現の仕方は、人それぞれ。自分の心の中にある情熱を、あなたらしく発揮しましょう。

Active!　〜変えるのは、あなただ。

「自分には関係ない」「ほかの誰かがやるはず」。そんな気持ちは、今すぐ捨てましょう。自立した集団を目指す私たちは、全員がリーダーです。年齢も、経験も、関係なし。「こうしたらいいのに」と思ったら、声に出す、行動する。会社はあなたのほんの少しの勇気とアクションで大きく変わっていきますし、そのほうが仕事も何倍も楽しくなるはずです。

Intelligence!　～ゼロクレーム、フルスマイル。

計画する、仕組み化する、改善を繰り返す。そんな地味な作業こそ、一流と呼ばれる人は徹底しているものです。日々、課題や問題はひっきりなしにやってきます。その一つひとつに丁寧に向き合い、粘り強く解決に導く。クレームはゼロに、スマイルは満開に。情熱の裏側には、冷静できめ細やかなもう一つの顔があります。

Teamwork!　～リスペクトから、始める。

チームワークとは、パズルのようなもの。いろいろな個性やスキルというピースがはまったとき、今まで見えなかった景色が現れます。相手へのリスペクトから始めて、仲間を理解し、違いを認める。その意識があれば、互いに弱みを補い合い、強みの化学反応を生むこともできます。仕事の現場では、厳しい言葉が行き交うこともあるはず。そんなときこそ、リスペクトを忘れず、思いやりを乗せた会話をしましょう。

経営者が、自分一人の力でできることは限られています。社員に繰り返し理念とその実現手段を伝え、「同志」となってもらって初めて、世の中を動かすような大きな仕事ができるのです。シャリオンの社是と「Smile-Action!」は、僕と社員をつなぐ思いを言語化したものであり、組織運営の要となっています。

企業活動を通じ、社会にも貢献

〝世界でいちばん、笑顔をつくる〟ための方法は、一つではありません。

シャリオンは、CSV（Creating Shared Value＝共通価値の創造）に取り組み、事業を通じた社会貢献を行っています。

その活動の名は、「1WHITE＝1SMILE」。美歯口溶液1本の販売が、一つの笑顔につながります。具体的には、次のような取り組みをしています。

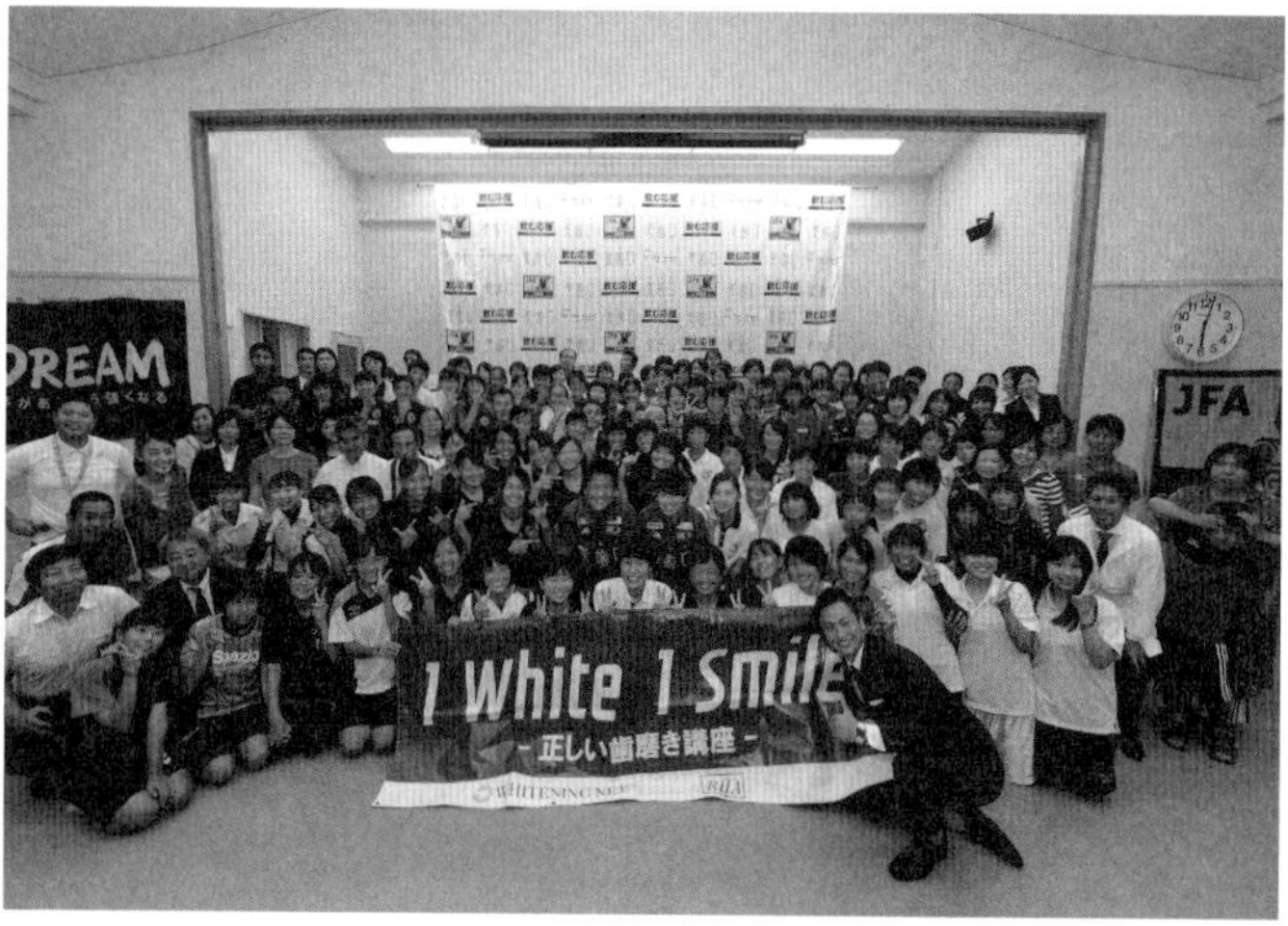

【歯科医師による正しい歯磨き講座を開催】

美歯口溶液の売上の一部が、オーラルケア普及イベントの運営費となります。例えば、全国各地の子どもたちに対し、口腔ケアの正しい知識や大切さ、効果的な歯磨きの仕方などを伝え、予防意識を高める活動を行っています。イベントには歯科医師のほか、サッカーのＪリーグ選手やバスケットボール選手などさまざまなジャンルの一流アスリートをゲストに招き、選手と子どもたちが触れ合う機会ともなっています。

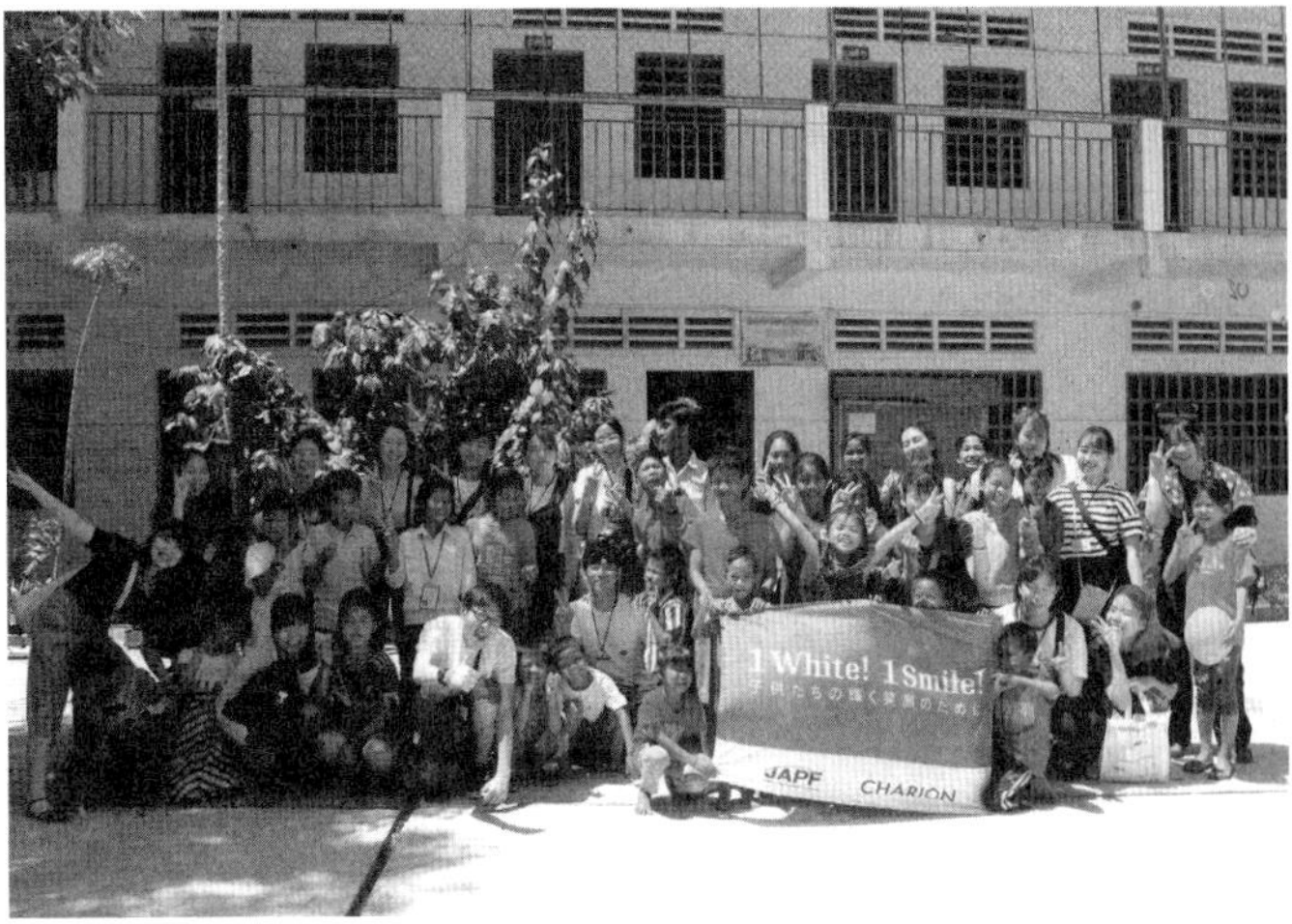

【世界の発展途上国の子どもたちへ給食サポートを実施】

世界最大の人道支援機関である「国連ＷＦＰ」や「認定ＮＰＯ法人ＩＣＡ文化事業協会」「特定非営利活動法人ＥＳＡアジア教育支援の会」といった信頼できる団体を通じ、美歯口溶液の売上１本分につき１食分の給食代を、発展途上国の子どもたちへ贈っています。世界には、貧困によりまともな食事ができず飢餓状態となる子どもたちが何千万人もいます。そんな子どもたちにも、いつか心から笑顔になってほしいという思いを込めて、サポートを行ってきました。２０２０年の2月と3月には、一般財団法人日本アジア振興財団・大学生ボランティア協力のもと、カンボジア孤児院に歯ブラシセット３００個を送り、歯磨き習慣の根付いていない現地の子どもたちに対し「歯磨き講座」を開催しました。

また大好きな福岡で地元のＪリーグチームと一緒に福岡の子どもたちを対象とした歯磨き教室や会社の利益の一部を新型コロナウイルス感染予防対策としてご縁のある福岡県嘉麻市内の医療機関・介護施設・福祉施設等・保育所等マスクを寄贈などもさせていただきました。

26歳で大好きな福岡を離れ上京し、そのときに考えていた、福岡に恩返しが少しできてきましたが、まだまだ自分でも満足いきませんし、引き続き事業を伸ばし、福岡に貢献できれば嬉しいです。

シャリオンのセルフホワイトニングマシンやオーラルケア商品をたくさん使っていただけるほど、日本が、そして世界がよりよく変わります。シャリオン、導入店様、そしてユーザーの方々すべてで協力して、社会をもっと素晴らしいものにしていければと思います。

「営業マンが売りやすい環境」を作る

ここまで、シャリオンの理念について述べてきましたが、それだけでは世の中を変えることはできません。

ビジネスで成功し、組織が拡大することで初めて、世の中に対する影響力を持つことができます。シャリオンのビジネスモデルは、ユーザーが増えるほど世界がよりよく変わっていく仕組みを内包していますから、会社の発展が社会貢献につながっていきます。

ここで改めて、シャリオンのビジネスモデルについて紹介したいと思います。

収益の柱となっているのは、自社生産のセルフホワイトニングマシンの販売です。

このマシンにより「資格不要、わずか数坪で始められ、低コストで、一人でも運用可能なセルフホワイトニング」を提供しています。なお、販売にあたっては商材の使い方のノウハウはもちろん、開業支援や集客支援など、ビジネスに必要な導入研修を行っています。

セルフホワイトニングの手順としては、「美歯口溶液」を歯に塗り、マシンの特殊なライトを当てて歯を白くしていきます。

マシンに加え、そこで使用するオーラルケアグッズもセットで販売しており、固定収入となっています。

そのほかに、「美歯口30ＤＡＹＳホワイトニングキット」をはじめとしたオーラルケアグッズも展開し、こちらも収益を上げています。

シャリオンの大きな力になってくれているのが、販売代理店です。自社の規模では全国各地で営業を展開するのは難しいですが、それを補ってくれています。

僕はもともと営業マンですから、販売する側の思考や思いはよく分かっています。販売代理店のためにシャリオンがすべきことは、「商材が売れやすい環境を作る」ということにほかなりません。逆にいうと、商材が優れなおかつ売りやすいなら、販売代理店として手を挙げてくれる会社は多くなり、ビジネスは広がっていきます。

そのために重要なのが、話題作りです。メディアを通じて商材が知られ、そのイメージがよくなるほど営業マンも売りやすくなります。

ですから僕はここまで、メディアを絡めた広告戦略をいくつも展開し、知名度アップに努めてきました。

成長の秘密は、広告戦略にあり

僕は広報の専門家ではありませんから、メディア戦略といっても最初は手探りの状態でした。かといって専門職を雇うほどの余裕はなく、広告に割ける資金が少しできたタイミングで、とにかくいろいろな業界のメディア戦略を見て独自に勉強しました。

初期に手掛けたのが、「賞」の創設です。

世の中には「ベストドレッサー賞」や「ベストファーザー賞」といったさまざまな賞があります。受賞するのは主に芸能人や著名人ですが、彼ら彼女らにとって、こうした賞はイメージアップにつながることが多くあり、いわばある程度「採算度外視」でも受賞にあずかりたいものです。

仕掛ける側からすると、会社の知名度や影響力がまだない状態でも、世間の印象のよい賞を作ることで、著名人の方々を通じ自社をＰＲできる機会が得られます。

理屈はそんなところですが、内情としては当時まだまだ広告費が少なく、「高額のＣＭオファーをせずとも宣伝を行える方法はないものか」と、考えに考えてひねり出したアイデアでした。

こうして創設したのが、「ベストシャイニストアワード」。過去１年間を通じて、ファッション・エンタメ・スポーツなど、さまざまな分野で活躍し、オシャレも生き方も、そして「歯」も、最も輝いている方

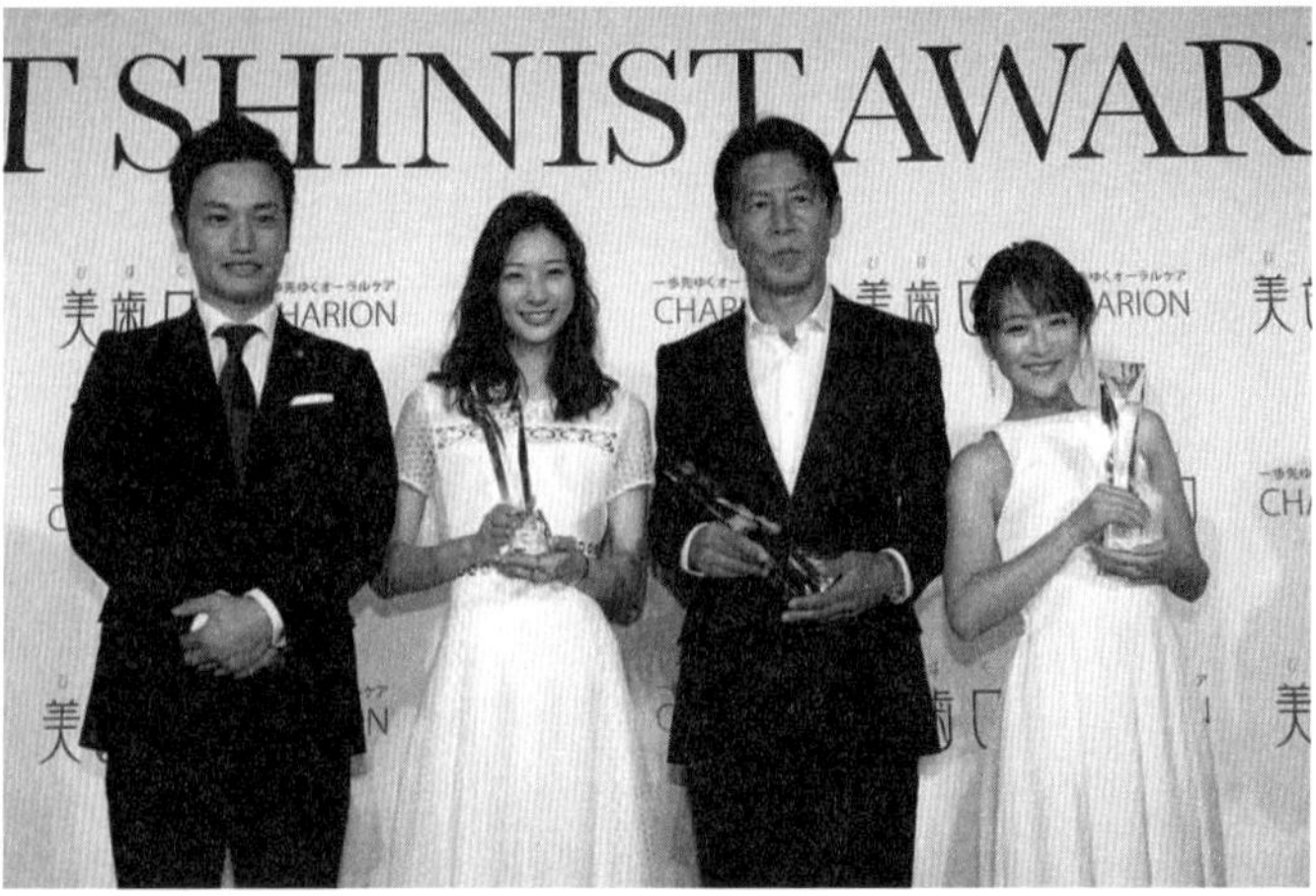

に贈る賞です。

なお、この賞の第一回受賞式を行ったのは２０１７年11月8日の「いい歯の日」ですが、その場で最大限の効果を上げるべく、歯ブラシとフロスの新商品の発売開始などさまざまな発表を合わせて行いました。

そして実は、このプロジェクトと並行して走らせていた、もう一つのメディア戦略プロジェクトがありました。

それが、日本初のオーラルケアマガジン「美歯Ｎａｖｉ」の出版です。

複数の仕掛けを行い、シナジーを狙う

僕は会社経営において、「業界で誰もやっていないことをする」というのを常々心がけてきました。オーラルケア業界のイノベーターとなるなら、人が踏み入れていない新たな道を切り拓くべきだという思いがあったからです。

この考えは、広告戦略にも当てはまります。

そして「美歯Ｎａｖｉ」は、それを象徴するプロジェクトでした。

それまで世の中に、オーラルケアについて書いた本はいくつも存在していましたが、いずれも基本的には歯科業界に向けた専門的なもので、一般の人々が気軽に読めるようなオーラルケアの雑誌は存在しませんでした。

歯科業界と関わりのない方々に、もっと気軽にオーラルケアを行ってもらうにはどうしたらいいか……。それを考えていく中で、「コンビニでも買えて、オーラルケアの入り口となるような媒体があればいいのではないか」と思い立ちました。

一番の目的は、オーラルケアを身近に感じてもらうこと。そのためには学術的な話を並べるよりも、実際にオーラルケアに力を入れて美しい歯を保っている、素敵な著名人の方々に登場してもらうほうが効果があるでしょう。

記念すべき創刊号では、タレントの岡田結実さんで表紙を飾り、誌面でもスポーツ解説者の魔裟斗さん、ＧＥＮＫＩＮＧさん、南明奈さん、杉浦太陽さんといった方々に、オーラルケアについてのインタビューをさせていただきました。そのほかに、近年のホワイトニング事情や正しい歯磨きの仕方、歯ブラシの選び方などを紹介。自社媒体ということで、セルフホワイトニングマシンを扱った特集記事も掲載。まさに当時のシャリオンの活動が詰まった一冊となりました。

なお、前述の「ベストシャイニストアワード」第一回授賞式には、当時結婚を発表したばかりの花田優一さんが登壇しており、彼を目当てに10社以上のマスコミが集まりました。そこで「美歯Navi」について紹介できたのは、大きなプラスとなりました。

一度の仕掛けの中で、貪欲にいくつものシナジーを狙っていく。資金に限りのあるベンチャー企業や中小企業は、そうした発想で広告戦略を練るといいと思います。

日本初、「歯の情報番組」誕生

こうして「美歯Navi」は創刊号から注目を集めましたが、2号目からはそうはいきません。さらなる認知度アップのために、また新たな戦略を考える必要がありました。

そこで僕が行ったのは、「必ず人目を引く表紙を作る」ことでした。

結論からいうと、「美歯Ｎａｖｉ」２号には世界的歌手のアリアナ・グランデさん、そして３号には世界最高峰のサッカー選手であるクリスティアーノ・ロナウドさんが、表紙となりました。

創刊間もなく、世間的にはまだまだ無名な雑誌の表紙に、いきなり世界的な大スターが載っている。この仕掛けはきっと人々の目を引くだろうと考えました。

なぜこのようなことが実現できたのか。

もちろん、莫大なお金をかけてスターと契約したわけではありません。

「誰もが注目する世界的なスターに表紙に出てもらうには、どうしたらいいか」と来る日も来る日も考え抜き、さまざまな情報を集めていくなかで分かったことがありました。実は、専属契約も撮影もせず、事務所が保持している写真を使うだけなら、商業目的であってもはるかに少ない金額で使用が認められるのです。最初から「そんなことは起こりえない」と諦めてしまっては、きっと実現できなかったでしょう。

こうして２０１７年に創刊し、３号発売した「美歯Ｎａｖｉ」ですが、２０１９年にはさらにパワーアップします。より効果を上げるため、メディアを雑誌からテレビ

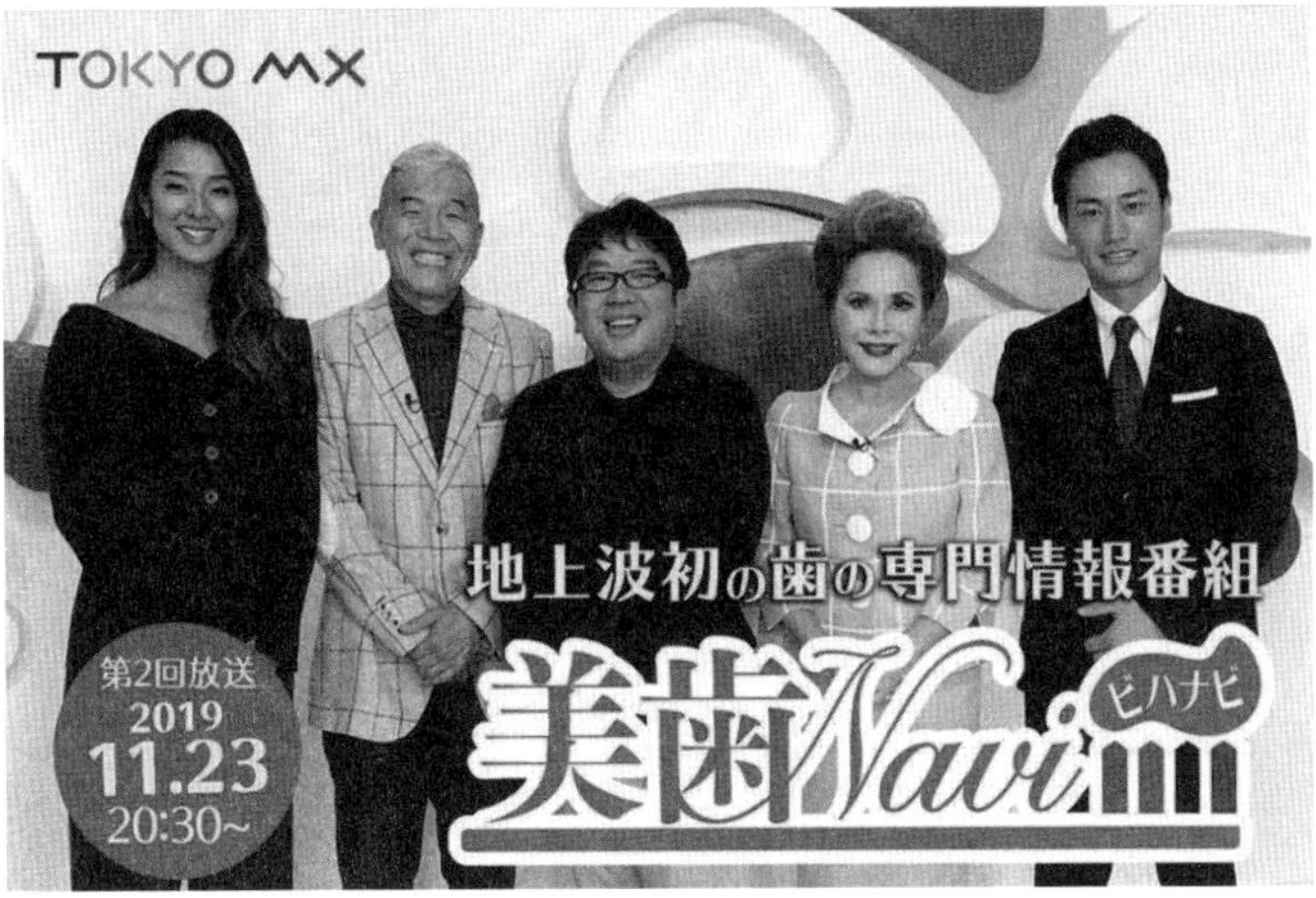

番組へと移したのです。
　世の中には、歯やオーラルケアに特化した番組は存在していませんでした。そしてまた、過去にテレビ番組で取り上げられたことが強い追い風となったという経験から、「商材の信頼をより高めるにはやはりテレビ番組が強い」と考えていました。会社の業績も順調で、広告費にそれなりのお金をかけられるようになってきたという事情もありました。
　そして２０１９年10月27日、ＴＯＫＹＯ ＭＸの地上波で、歯の専門情報番組「美歯Ｎａｖｉ」がスタートしました。放送は日曜日20時30分からというゴールデン枠で、きっと多くの方々に観ていただいたと思います。

番組の司会には、好感度の高いお笑いコンビであるキャイ～ンさんを起用。バラエティ番組に引っ張りだこの人気者、デヴィ夫人をご意見番に招き、毎回さまざまなゲストを迎えるという形で番組が進行していきます。毎回、歯科医師の方々による解説に加え、僕もコメンテーターとして出演し、最新の歯科医療や話題のオーラルケア情報をお茶の間に届けます。

こうしてテレビ番組という自社メディアを持ったことで、シャリオンという企業の信頼度は格段に上がったと感じています。創業間もないベンチャー企業にとって、社会的信頼をいかに獲得していくかは重要な経営課題ですが、「美歯Ｎａｖｉ」プロジェクトを通じその一端を解決できたのではないかと思っています。

世界的ファッションショーをスポンサード

広告戦略において、日本にオーラルケアの重要性を広めつつ自社ブランドの認知度を上げることのほかに、もう一つ僕が意識していたのが海外展開です。

起業した当時から、海外展開を見据えていましたから、広告戦略でも「海外に向けてなにかできることはないか」と常に模索してきました。

その模索が一つの形となったのが、イタリアで開催される世界的ファッションショー「ミラノコレクション」のスポンサードでした。２０１８年から2年連続でスポンサーとなっています。

ファッションや美容の業界の人々にはもはや説明不要ですが、ミラノコレクションは１９７６年以来、最新ファッションの発信地であるミラノで行われてきたコレクションです。「世界四大コレクション」の一つに数えられ、著名デザイナーが毎回新作を発表し、バイヤーやメディアが各国から集まります。ビジネスのためのコレクションであり一般の方々は入場できませんが、その様子は必ずニュース番組などで取り上げられます。

コレクションに華を添えるのは、ファッション界のアイコンであるスーパーモデルたち。自らの美しさを価値とする彼ら彼女らは、肌や髪にももちろん気を使いますが、歯に対する意識も非常に高く、日常のオーラルケアを欠かしません。

そんなモデルたちに「美歯口30ＤＡＹＳホワイトニングキット」を配布、試してもらったところ、舞台裏でランウェイ前に使用し口腔内をリフレッシュするなど活用してくれました。また、商品を気に入ってくれたモデルの方が、出演の前後で「美歯口30ＤＡＹＳホワイトニングキット」を手に持ち、写真を撮ってくれました。

世界最高峰の檜舞台で、美歯口シリーズにより白い歯をさらに輝かせてランウェイを歩くスーパーモデルの姿を見て、僕は興奮をおさえられませんでした。それでシャリオンのオーラルケアは必ず世界でも受け入れられると確信しました。

スーパーモデルのインスタグラムなどのＳＮＳは、若者世代を中心に絶大な人気を誇っています。商品を気に入って紹介してくれたなら、世界的な知名度は一気に上がります。

このようにさまざまな形でプロモーションに力を入れるのは、「オーラルケアをより身近なものにする」という理念と、「商材が売れやすい環境を作る」というビジネス的側面からですが、そのほかに「競合他社への対策」にもなると考えています。

ヒットを生んだビジネスモデルに模倣者が現れるのは、市場の常です。後発のほうがマーケティングや改善活動において有利であり、それに対抗するためには先行者として圧倒的なブランドを築いておく必要があります。

限りある資本の中で、いかに強力なブランドを作り上げていくか。そこが会社の成長を左右するポイントであると僕は考えています。そして、ここまで紹介してきた施策が、僕なりの解です。

「お金をかけなければ、効果的な宣伝はできない」と最初から諦めずに、知恵を絞ってあらゆる手段を探り、ほかでは誰もやっていないようなオリジナリティの高い広告戦略を練り上げていってほしいと思います。

そうして自ら動き、仕掛け続けることで初めて、自社のブランドが市場で構築されるチャンスを掴めるのではないでしょうか。

アジア地域を中心に、世界へ展開

シャリオンが、〝世界でいちばん、笑顔をつくる〟会社になるためには、日本市場だけにとどまってはいられません。

ビジネスとしても、オーラルケアのマーケットは海外にも膨大に眠っており、積極的に参入していく必要があると考えています。

スウェーデンやアメリカなど、もともと意識の高いオーラルケア先進国には、すでに堅調な市場が存在しており、無名の企業がそこに切り込んでいくのは至難の業。いまだオーラルケアの意識が低く、市場が開拓されていない国に飛び込んでいき、パイオニアとなるほうが成功の確率が高いはずです。

シャリオンは日本で、セルフホワイトニングのパイオニアとして新たな市場を切り拓いた実績があり、海外展開の際にもその経験が生きると確信しています。

シャリオンとして初の海外進出となったのは、２０１５年８月に、タイの展示会に出展したことでした。

タイは近年、発展著しい国家の一つで、首都であるバンコクは今や東京を凌ぐほどの先進都市となりつつあります。平均的な日本人よりはるか上の収入を稼ぐ富裕層が多く暮らし、生活水準も高いです。国民の美容に対する関心も高く、世界有数の親日国でもありますから、最初にトライするにはうってつけの市場に思えました。

展示会の反応はすこぶる良好で、大いに手ごたえを感じましたが、法律や習慣の壁などもあって、現在は慎重に戦略を練っている段階です。

タイ以外にも、台湾やシンガポールなど「美容への関心が高く、親日である」という国の展示会に出展し、進出を検討していますが、そうした国々に行って感じるのは、日本と同じようにオーラルケアの意識がまだまだ低いということです。アジアにおいて、韓国を除くすべての国では、オーラルケアが浸透しているとはいえません。

シャリオンとしては、だからこそ大いにチャンスがあると考えています。

また、実際に展示会に出展してみて「メイドインジャパン」ブランドはまだまだ強いと感じました。いい商品を作れば、必ずアジアでも受け入れられると確信しています。

中国市場に眠る、膨大な可能性

現在、アジア地区で僕が最も注目している市場は、中国です。

14億人を超える人口を有する、世界第2位の経済大国。その膨大な潜在ニーズを掴むことができれば、世界進出のための起爆剤となります。シャリオンのオーラルケアシリーズ「美歯口」は、それをあらかじめ想定したうえで、中国でも受け入れられやすいような漢字の名前にしてあります。

実は中国には、シャリオンの商品の一部を生産する工場がすでにあり、僕も何度も足を運んでいます。

中国のほとんどの地域では、オーラルケアの意識は皆無で、日本よりもさらに遅れています。むし歯の罹患率は9割以上であるにもかかわらず治療率はおそらく10％を切っており、まるで高度経済成長期の日本のような状況です。

中国では、急激な経済発展の裏で、大気汚染に代表される環境問題や健康問題が深刻化してきました。しかし現代では、そうした課題にある程度解決の道筋がつき、今後はより安全な住環境のもと、衣食住がさらに充実していくと見られます。

生活が満ち足りてくると、人々の意識は美容や健康へと向かうものです。そうなったとき、オーラルケア市場は必ず注目され、爆発的に成長すると僕は考えています。

それまでの間に、いかに中国市場に切り込み、ブランドを確立していくかというのが、シャリオンにとっての重要な経営課題の一つです。

もちろん簡単にはいきません。

法律の壁、商習慣の壁はなかなかに厚く、オーラルケア意識の啓もうも容易ではありません。

しかしだからこそ、やりがいがあります。

諦めることなく、粘り強くチャレンジを続けていこうと思います。

第5章

獅《し》子《し》奮《ふん》迅《じん》
世界中の人を笑顔にするまで
チャレンジは続く

座右の銘は、獅子奮迅

第3章で述べた通り、シャリオンという社名を考案するにあたりイメージしたのが、「獅子奮迅」という言葉です。

獅子が奮い立ち、勇んで猛進するような勢いで物事にあたる。

獅誠会の山脇会長からこの言葉をもらって以来、ずっと僕の心に刻まれている座右の銘であり、特に新しいチャレンジを行う際などに強く意識します。

経営者としてはまだまだ未熟な僕ですが、だからこそ果敢に攻め続け、幼くも勢いのある「若獅子」として奮迅していきたいと考えています。

ビジネスにおいては、獅子奮迅の攻めでオーラルケア市場を一気に開拓していく。そしてまずは日本でナンバーワンのオーラルケアメーカーとなり、圧倒的なシェアを獲得する。それが現在の僕の目標です。

インターネットとスマートフォンが世界中に普及してＩｏＴ（Internet of Things）

の時代となりました。

特に２０００年代に入って20年で、「ＩＴのカンブリア爆発」と呼ばれるほどの技術革命が起き、クラウド技術やＡＩの進化などで、世の中がどんどん変化しています。ただ、歴史的に見ればこの変化は「ほんの一瞬」で急激に起きたことです。例えばインターネット以前の主な通信手段であった電話は、およそ１５０年にわたって主役であり続けました。

急激な変化を続ける世の中において、ビジネスの栄枯盛衰のサイクルもまた早まっています。ベンチャーの世界では、一時世間を席巻し栄華を誇ったビジネスが、たった一つのほころびから1年も経たずに崩壊していくということが、日常茶飯事になりつつあります。

こうした状況は、まだまだ続くと予想されます。ＡＩはさらに進化しそうですし、フィンテックはより世界に広まり、仮想通貨という新たな機軸が成長するかもしれません。

このような世界で持続的に成長していくためには、「獅子奮迅」の勢いだけでは足りません。一つのビジネスモデルに固執することなく、あらゆる方向にアンテナを立て、常に新たなビジネスにチャレンジする柔軟さも求められるでしょう。

シャリオンは、セルフホワイトニングの会社からオーラルケアを扱う会社へと変化を遂げてきましたが、今後はさらに視野を広く持ち、オーラルケア全般においてビジネスチャンスを探し続けていきます。

仁義を通せば、信頼を得られる

仲のよい友人や先輩から、僕はよく「昭和っぽい」といわれます。

経営者の先輩方からも同様で、「若いのに昭和感がある」とよくからかわれます。

それはきっと、僕が人生において重きを置いているものが、人から見れば「昭和っぽい」からかもしれません。

僕が最も大切にしているのが、「仁義」です。

仁義というと任侠映画を思い出す人もいると思いますが、「道徳上守るべき筋道」「他人に対して欠かせない礼儀」といった意味を持ち、あらゆる人間関係において意識すべき事柄でしょう。

仁義は、儒教思想の最も中心的な徳目である仁（他者への親愛）と義（道徳的規範意識）を組み合わせた言葉で、儒教の根本をなす理念です。

中国の思想家、孟子は「君主は仁義によってこそ、天下を治めることができる」というようなことを説いており、これは転じて会社経営にもそのまま当てはまる話であると僕は感じています。会社のトップに仁義がなければ人がついてきませんし、仁義のない組織は世の中に信用されることはないでしょう。

人間関係の本質は、互いの信頼にあります。

お金などの利害だけでつながった人間関係はいわば砂上の楼閣であり、世の中が激しく変化する現代においては特に、状況一つであっという間に消えゆくものです。そうした関係がいくつあってもビジネスの基盤にはなりません。

真にビジネスの基盤となるのは、互いの信頼でつながった「骨太な人間関係」です。相手を尊重し、大切に思うからこそ、相手もまた同じように自分を大切にしてくれます。互いのビジネスが壁に当たっても、手を差し伸べ、協力して乗り切っていくことができます。

そうした骨太な人間関係を作るための入り口となるのが、仁義です。礼儀を尽くし、人としての筋を通しながら付き合っていく。それでこそ互いの信頼が醸成できるのではないでしょうか。

反対に「仁義にもとる」行為をすれば、信頼は一気に失われます。嘘をついたり、騙したり、裏切ったり、法に反したり……。そうして不誠実なことをするほど、周囲から人が離れていきます。

僕にとって仁義という思想は、生き方の指針であり、自分なりに仁義を貫き続けてきたからこそ今があると考えています。

令和の時代だからこそ「礼儀礼節」が重要

第1章でも述べましたが、「空手」と「山笠」という二つの環境に肩まで浸かって青春時代を過ごしたことで、僕は礼儀礼節を叩きこまれ、その重要性がよく理解できました。特に武道の世界では、「礼に始まり礼に終わる」といわれ、勝敗よりも礼儀礼節を持って試合に臨むことが重要であると教えられますが、これはビジネスでも同じであると感じます。

ビジネスの場においても、相手を尊重する礼儀正しさを持った相手に嫌悪感を抱く人はいないでしょう。反対に、最初から礼儀を無視して「勝ち」、すなわち自社の利益ばかりを追求してくる相手なら、信用することはできません。

その人の礼儀礼節が試される瞬間は、日常でいくつもあります。

いつもしっかりとあいさつをする。

相手を尊重し、丁寧な言葉遣いをする。

なにかしてもらったら、必ずそれに対する感謝を伝える。

そうした行為の積み重ねの中で、好感が芽生え、信用が育まれていきます。

礼儀礼節の大切さを考えるうえで大きなポイントといえるのが、「すべては相手のための行為である」という点です。あいさつも、言葉遣いも、返礼も、あくまで「相手を思う気持ち」の表れであり、「誰かに指示されたからやる」ものではありません。

逆からいうなら、相手を敬い、尊重する気持ちがあれば、自然に礼儀礼節に則って接することができるはずです。もし礼儀作法に問題があるなら、それは「そもそも相手を敬う気持ちが薄い」ということかもしれません。

礼儀礼節を通じ、「自分はあなたのことを認めている、尊敬している」というのを言動で示せたなら、相手はそれを非常に心地よく受け取るでしょう。

他者が自分の存在を認めてくれたとき、人は幸せを感じます。

そうして幸せを感じさせてくれる相手を、嫌いになる人はまずいません。

現代では、インターネットを媒介としたコミュニケーションの割合がどんどん増えてきていますが、メールやＳＮＳでは、十分に礼儀礼節を表現するのは難しいものです。「飲み会」をはじめリアルな場でのコミュニケーションの機会は、過去に比べ減っていると感じますが、それはすなわち、礼儀礼節をしっかりと相手に示す機会が減っていることにほかなりません。

これを逆手に取るなら、ネット上でのコミュニケーションが一般化したからこそ、あえてリアルの場でのコミュニケーションを重視し、しっかりと礼儀礼節を守った対応をすることで、より好印象を与えることができるともいえます。

国際社会においては、個人主義の傾向が強い欧米諸国の人々と比べて、和を重んじる日本人は「礼儀正しい民族」といわれています。世界を舞台にビジネスを展開するうえで、礼儀礼節をしっかりと実践していけば、それだけで相手を感動させることができます。礼儀礼節は日本人にとっての大きな強みなのです。

グローバルなネット社会となった令和の時代だからこそ礼儀礼節を重視し、リアルな場において、上っ面では終わらない「真の人脈」を築いてみてはどうでしょう。

目上の人に対する礼儀を徹底する

僕の人生を振り返れば、礼儀礼節を大切にしてきたおかげで、結果的に「人生のチャンスが増えた」と感じます。

礼儀礼節とは、日ごろの細かな気遣いの積み重ねです。

例えば、お酒の席で目上の人にお酌をする際、きちんと両手を添え、お酒のラベルを上にして丁寧に注ぐ。自分のことばかり話さず、相手の話に耳を傾ける。なにかしてもらったら、お礼とお返しをする。お世話になった人に対しては、誕生日や記念日に贈り物をする。

そうしたことを徹底してきたので、先輩たちにかわいがってもらえ、現在の人脈が作れているのだと思います。

礼儀礼節は、人とのつながりを緩やかに保っていくことができる素晴らしい仕組みです。たとえやや疎遠になってしまった相手でも、年賀状や時候の挨拶を欠かさなければご縁がつながります。そうした緩やかなつながりのなかから、時に思いもしない出会いやチャンスが生まれるものです。僕の場合、「セルフホワイトニング」を知るきっかけをつくってくれた友人とのつながりがまさにそれでした。

現代の若い世代は、儀礼的な気遣いを「形式に過ぎない」と軽んじている傾向があり、あいさつや返礼をメールのみで簡単に済ますような人も多いように感じますが、僕からすればそれは極めてもったいないこと。人間関係から生まれる可能性の広がりを自ら手放しているようなものです。

礼儀礼節の根底にあるのは、相手への思いやりです。例えば年賀状を送る際にも、市販のはがきで適当に済ませるのではなく、相手がどのように書けば喜ぶか、どうすれば楽しんでもらえるかを考えたうえでしたためていく。そのような姿勢でいれば、人間関係がよりよいものになっていき、そこからチャンスも生まれてきます。

礼儀礼節において、僕が最も重要であると思うものの一つが、目上の人に対する礼儀礼節です。

山笠では、世間でどんなに地位や名誉がある人であっても、年齢が上の相手には徹底的に敬意を払い、失礼がないようにしなければなりません。僕が「山のぼせ」だった頃は、20代前半ですから、それこそ周囲のほぼ全員が人生の先輩であり、あらゆる人に対して気を使いました。

そこで徹底的に鍛えられたのが、経営者になってから非常にプラスに働きました。

現在、経営者の先輩方からとてもかわいがっていただいているのは、やはり「目上の人は無条件で敬い、礼を尽くす」という習慣によるところが大きいと思います。

理念があってこそ、成功できる

僕はこれまで、幸運にも素晴らしい経営者の方々と直接お会いして、お話しする機会をいただいてきました。

今の自分にとって「雲の上の存在」であるような経営者の方々から学ばせていただくことは本当に多く、相手の何気ない一言を通じて自らの未熟さを痛感することがしょっちゅうあります。

僕が名だたる経営者の方々とお会いする中で気づいたのが、全員が自らの「理念」を軸に会社を経営しているということです。

お金が欲しい、稼ぎたい、という利己的な理由で経営者をやっている人はただの一人もおらず、社会の役に立ちたい、人を幸せにしたいという強い思いのもと、理念を持って経営なされています。

日本の大経営者の言葉を辿っても、やはり理念の大切さが説かれています。パナソニック創業者の松下幸之助氏は、著書『松下幸之助の経営問答』において「経営者にとって最も大切な資質はなにか」という問いに対し、次のように述べています。

> 何がいちばん大切かということになると、私は経営理念ではないかと思います。企業は存在することが社会にとって有益なのかどうかを世間大衆から問われていますが、それに答えるものが経営理念です。つまり、経営者はほかから問われると問われざるとにかかわらず、この会社は何のために存在しているのか、そしてこの会社をどういう方向に進め、どのような姿にしていくのかという企業の基本のあり方について、みずからに問い、みずから答えるものをもたなくてはならない。いいかえれば、確固たる経営理念をもたなくてはならないということです。

このような先達の方々の話が示すもの。

「ビジネスは、しっかりした理念があってこそ成功できる」

それが僕の学んだことであり、シャリオンでも〝世界でいちばん、笑顔をつくろう〟

という理念を掲げています。

自分がなぜ、そのビジネスをしたいのか。事業を通じ誰を幸せにしたいのか。そうした経営者としての原点が、理念につながります。したがって理念には、経営者の存在意義や人格がそのまま反映されることになります。

経営者の理念がしっかりしていれば、会社運営が壁に当たっても原点に立ち返り、再び前を向くことができます。社員たちは、自らの仕事がどのように社会に役立っているかが分かり、誇りを持って働くことができます。外部からは、理念に共感した優秀な人材が集まるようになります。利他的な理念により、社会的な信用度も上がります。

ベンチャー企業の場合、スタートはどうしても「ビジネスありき」になりがちで、理念やビジョンの策定は後回しにしてしまうかもしれません。僕も経験してきたことなので、その気持ちはよく分かります。

しかしそこでひと踏ん張りして、理念をしっかりと練り、明文化する時間をとってはどうでしょう。

理念とは、ビジネスを成功に導くための大切なコンパスであると僕は考えています。

利益は、理念を叶える手段に過ぎない

理念や社会貢献というのは、ともすれば絵に描いた餅で終わってしまいます。資金の乏しい中小のベンチャー企業の経営者は特に、「まずは利益を出さねば事業が続かない、理念や社会貢献などといってはいられない」と、利益を上げることに心血を注ぎがちです。

確かに、お金がなければ人は雇えず、設備投資もできません。いかに崇高な理念を掲げ、社会を変えることを目指していても、事業で利益が出なければなにもできないというのが現実です。

しかしだからといって利益ばかりを追求してしまうと、どんなビジネスであってもうまくいかなくなると僕は考えています。

会社をヨット、経営者を船長であるとしましょう。

経営者はヨットの帆を操り、目的地を目指します。そこに利益という追い風が吹く

ほど、ヨットのスピードは速まり、逆に損失の向かい風のなかでは、なかなか先へは進めません。

風が吹かなければヨットは進むことができませんから、利益は確かに重要です。ただ、ヨットで航海をする本来の理由は目的地にたどり着くことであって、猛スピードで海を走ることではないはずです。

利益を出すことが目的になった時点で、どんな会社も目指すべき未来の姿が分からなくなり、路頭に迷い始めます。

現代経営学の大家であるピーター・ドラッカー氏は、著書『現代の経営』で次のように述べています。

> 事業体とはなにかと問われると、たいていの企業人は利益を得るための組織と答える。たいていの経済学者も同じように答える。この答えは間違いであるだけではない。的はずれである。もちろん、利益が重要でないということではない。利益は、企業や事業の目的ではなく条件なのである。また利益は、事業における意思決定の

理由や根拠ではなく、妥当性の尺度なのである。

ドラッカーのいう通り、利益とは、理念や社会貢献といった目的を達成するために必要な条件にすぎません。

経営者は「利益が出るビジネスをやる」より、「人の役に立つビジネスをやる」という姿勢で理念に基づいた経営を行い、利益は「社会の役に立った分だけ上がるもの」と考えておくほうが末永くビジネスを続けていけるはずです。

組織として考えても、自社の利益ばかり追求するようなビジネスは、たかがしれています。いくら素晴らしいビジネスモデルであっても、それを拡大していくためには外部のパートナーや取引先の力を借りる必要があります。ビジネスは、いくつもの会社とのつながりによって成り立ちますが、そこで自社の利益だけを追い求めれば、手を貸してくれる相手はすぐにいなくなります。

本来あらゆる会社は、世の中で役に立つために存在しています。

しかし利益を上げることばかりに心血を注げば、世の中に役立つどころか周囲を犠牲にして利益を搾取するようになり、会社経営の本質とはかけ離れた状態となります。本質を見失った会社が、持続的に成長できるはずはありません。

利益よりも、まずは周囲の人を大切にし続けていくほうが重要であると僕は思います。社員、取引先、そしてお客様。自分のビジネスに関わるあらゆる人を大事にして、幸せにするよう尽力すれば、自然に周囲の人々も自分に手を貸してくれるようになります。より熱心に仕事に取り組み、時には利益度外視で協力してくれるでしょう。そうした善意の循環が、会社がさらに成長するための原動力となり、結果として利益につながるのではないでしょうか。

一流の経営者を目指すなら、いつも謙虚に

僕は、自分一人ではなにもできません。

社員たちや販売代理店の方々がいて初めて、シャリオンの経営者として働くことができます。「社長」という僕の肩書きは、組織におけるひとつの役割にすぎず、自分

を「偉い」と思ったことは一度もありません。日本の社会では、社長や取締役という役職の人を「偉い人」として扱う習慣があると思います。こうした価値観は世界ではほとんど見られず、アメリカやヨーロッパの先進国では特に、肩書きよりも「なにができるのか」という点が重視されます。

僕の周囲にも、「若いのに経営者なんて、すごいね」と言ってくれる人がいます。そうして褒めていただけること自体はありがたいのですが、むしろ肩書きを褒めてもらったときほど、僕は「自分が偉いわけではない」と肝に銘じるようにしています。

繰り返しになりますが、経営者というのは会社の中のひとつの役割にすぎません。雇用主であるから社員より偉いわけでもなく、社会的に優れた存在ということもありません。

僕はそれを常に意識し、いつも謙虚であるよう努めています。ビジネスが多少うまくいったからと調子に乗れば、あとで必ず手痛いしっぺ返しが来るという恐れが、僕にはあります。

謙虚さを失えばきっと、人の意見に耳を貸すのが難しくなって視野が狭まります。

他者に対して尊大になった結果、人心が離れていきます。謙虚でなくなった時点で、ビジネスがうまくいかなくなると僕は思っています。

僕がこれまで出会ってきた成功者の方々で、尊大な人は誰一人としていませんでした。どなたも謙虚で、僕のような若造にも丁寧に接してくれ、つたない意見にも耳を傾けてくれました。

謙虚であることは、一流の経営者になるために欠かせない要因なのではないでしょうか。

常に謙虚であり続けるため、僕が日々意識しているのは、人に対する感謝です。

周囲の人がいて初めて、自分がある。他者が僕を生かしてくれている。

そのように考え、感謝の気持ちを忘れないようにしています。

僕は特に、自分を生み育ててくれた両親に対しては、常に大きな感謝を持っています。二人がいなければ、僕という人間はこの世に存在しておらず、愛情をたくさん注いで育ててくれたからこそ、今の自分があると心から思っています。二人とも素晴らしい人格者で、僕にはもったいないほどの、自慢の両親です。

僕の人生の重要なテーマのひとつが「親孝行」であり、誰よりも両親を大切にしていきたいです。

人のありがたみを知り、それに対してしっかりと感謝ができるなら、「自分が偉い」などとは間違っても思いません。感謝とは、人を謙虚にするひとつの方法かもしれません。

会社はトップの器以上のものにはならない

僕は経営者としてまだまだ未熟であり、学ぶべきことがたくさんあります。

シャリオンという会社のリーダーという立場ですが、どうすればよきリーダーになれるのか、日々考えてきました。

一般的にいっても、僕のような創業者がリーダーを務める会社は、トップのあり方や性格が色濃く組織に反映されるものです。経営者が理念のもとで誠実に進んでいれば、社員もまたそれを見習います。反対に、経営者がモラルに反するような行動を取れば、社員もまた同じように振る舞い、組織は次第に崩壊するでしょう。

京セラ創業者である大経営者、稲盛和夫氏は次のように語っています。

> 会社、組織は、トップの器以上のものにはなりません。立派な会社や組織にしたいならば、まずリーダーが、自分の人間性、人格を高めることがなにより大事です。経営を伸ばしたいと思うなら、心を高めなさい。
>
> 問題に直面したときに、判断し、決断するのが会社のリーダーです。いろいろな戦術・戦略があるなかで、なにを取捨選択して会社を経営していくかは、リーダーの価値観、もっというと判断基準にかかってきます。ですからリーダーというのは、フィロソフィ、つまりその人が持つ哲学が立派なものでなくてはなりません。
>
> 自分の欲望や損得に根ざしたものではなく、世のため人のためになることを考えるべきです。思いやりをもった価値判断基準で、戦略・戦術を選択すべきでしょう。我欲をおさえ、利他の心で経営をしていけば、経営はおのずとうまくいくものです。

会社はトップの器以上のものにはならない。

この言葉を肝に銘じ、自らの器をなんとか少しでも大きくすべく、日々あがいています。

経営者としてさまざまなことを判断する際、僕が最終的に考えるのは「人として正しいかどうか」です。いくらいい話があっても、少しでも倫理的に問題があれば、絶対に手を出さないと決めています。そのようにすれば人を裏切ることはせず、自ら不誠実な行為をすることもありません。

そうした「誠実さ」の積み重ねが、経営者としての器の大きさにつながっていくように、僕には思えます。

「勇将の下に弱卒なし」といいますが、優れた経営者の元には、優秀な人材が集まってくるものです。会社の更なる成長のためにも、まずはもっと自分を磨く必要があると感じています。

日本は「起業家の少ない国」

僕は現在36歳ですが、起業家としてはまだまだ駆け出しの若手です。

偉大な経営者の先輩方に囲まれ、勉強の日々ですが、個人的に思っているのが「僕よりもっと若い世代の経営者が増えれば、日本はさらに元気になる」ということです。

経営者の世界は、見方によっては非常に公正なもの。世の中のニーズに応える商品やサービスを思いつくのに、年齢や社会人経験は関係ありません。若い世代にも十分にチャンスがあります。

帝国データバンクの「全国社長年齢分析（2020年）」によると、2019年の社長の平均年齢は59・9歳であり、過去最高を更新したといいます。そうして平均年齢が高い理由のひとつとして考えられるのは、起業にチャレンジする若者の数が、まだまだ少ないということです。

日本は、世界的に見ると「起業の少ない国」であるといえます。日本における開業率はおおよそ４～５％で推移していますが、アメリカやフランスでは、12～14％ほどとなっており、３倍の開きがあります。

確かに日本は必ずしも「起業しやすい国」とは言えません。

世界銀行の２０１９年「ビジネス環境の現状に関する報告書」では、世界１９０カ国のビジネスに関わる項目がランキング形式で紹介されています。それによると、日本は「起業しやすさ」という項目では93位、「資金調達」では85位、「税制」では97位という評価になりました。先進国としては、残念ながら低い数字と言わざるを得ません。

低評価の理由としては、起業に関わる煩雑な手続きや投資環境といった実務の問題に加え「起業家の社会的な認知度、信用度が低い」という点が挙げられていました。

世界的に見ると、起業家は「世の中を変えるかもしれない存在」として社会的な尊敬を集めており、たとえ起業に失敗しても、再びチャンスをもらえます。

しかし日本では「事業に失敗すると自己破産を余儀なくされ、債権者に詰め寄られ、再起不能になる」といったような社会的イメージがつきまといます。これはおそらく、戦後から長く続いた「年功序列、終身雇用」を前提とした社会の影響かと想像しています。日本人はリスクをとってチャレンジするのを嫌い、安定を好む傾向があるといわれていますが、一度会社に入社すれば生涯生活を保障されるという環境が一般的であれば、わざわざリスクをとって起業する人の気持ちを思い描くのは難しいでしょう。

起業家の教育についても、日本は先進的とはいえません。経済協力開発機構（ＯＥＣＤ）の「起業家教育に関する調査」においては、日本で「事業を経営するうえで必要なスキルや心構えを学校が教えてくれた」と答えた日本人は20％で、ＯＥＣＤ加盟24カ国平均の半分以下でした。また、「教育によって自発性を養われた」と答えた人は18％であり、それが50％を超えるドイツなどと大きな隔たりがあります。

学校の進路指導でも、大手企業や公務員への就職を勧められ、どうすれば起業できるかを教えてもらう機会はほぼありません。

このような状況では、若者にとって起業はあまりに「未知の存在」であり、「自分には縁がない、できるはずがない」と思い込んでしまうでしょう。起業を志す人にとっても「逆境」に映るかもしれません。

アメリカでは、優秀な人ほど若くして起業する

日本にも、起業に関心を持つ人はもちろん存在しています。ただ、興味関心というレベルから、起業するところまでたどり着く人はわずかのようです。

日本政策金融公庫が２０１６年に行った「起業と起業意識に関する調査」では、18歳から69歳のうち、経営経験はないが起業に関心がある「起業関心層」は、14・３％もいました。しかし、自ら事業を始めた人の割合は２０１１年以降で１・５％にとどまりました。つまり、起業に関心がある人ですら、10人中９人は起業を諦めているのです。

なお、「起業関心層」の年齢は、29歳以下の割合が26・３％でほかの年齢層に比べ高い結果が出ています。起業に関心はあるけれど踏み切れない人は、やはり若い世代に多くいるようです。

では、なぜ起業することを躊躇してしまうのでしょう。

起業と起業意識に関する調査

■起業への関心の有無

内容	男性	女性	全体
起業に関心あり	17.7%	11.0%	14.3%
以前は起業に関心があった	11.1%	8.3%	9.7%
以前も今も起業に関心なし	49.4%	71.9%	60.6%

参考：日本政策金融公庫総合研究所公表資料

■事業経営経験の有無

内容	男性	女性	全体
2011～2016年	2.3%	0.7%	1.5%
2001～2010年	3.4%	0.7%	2.0%
2000年以前	3.7%	0.9%	2.3%

参考：日本政策金融公庫総合研究所公表資料

■年齢別の起業家、起業関心層、起業無関心層の割合

内容	起業家	起業関心層	起業無関心層
29歳以下	20.0%	26.3%	17.9%
30歳代	28.6%	26.9%	18.5%
40歳代	24.1%	23.7%	22.5%
50歳代	16.1%	15.2%	18.5%
60歳代	11.3%	7.9%	22.6%

参考：日本政策金融公庫総合研究所公表資料

■起業に関心がある人で、起業していない理由（10位まで）

内容	割合
自己資金が不足している	58.6%
失敗したときのリスクが大きい	37.5%
ビジネスのアイデアが思いつかない	34.6%
十分な収入が得られそうにない	27.1%
財務・税務・法務など事業の運営に関する知識・ノウハウが不足している	24.0%
製品・商品・サービスに関する知識や技術が不足している	22.2%
仕入・流通・宣伝など商品等の供給に関する知識・ノウハウが不足している	21.4%
起業について相談できる相手がいない	17.4%
外部資金の調達が難しそう	17.2%
起業に必要な資格や許認可などを取得できていない	15.1%

参考：日本政策金融公庫総合研究所公表資料

「起業関心層」にその理由を聞いたところ、「自己資金が不足している」ことを挙げる割合が58・6%で最も高くなりました。そのほかに、「失敗したときのリスクが大きい」、「ビジネスのアイデアが思いつかない」といった理由も挙がりました。

ただし、ターゲットを29歳以下に絞ると、「失敗したときのリスクが大きい」から踏み切れないという人が、41・6%と目立って高くなりました。

失敗を恐れる気持ちはよく分かります。

僕も起業すると決めたときは、本当に怖かったし、この先どうなるか見当もつきませんでした。そうした気持ちの壁を乗り越えることも、起業のためには必要です。

海外に目を向ければ、優秀な人ほど起業を志す傾向があります。

アメリカのシリコンバレーでは、エリートだからこそ起業するのだという考えが一般化しています。例えば同地区にあるスタンフォード大学の学生たちが将来を語る際、優良企業に入ることや大学院で研究を続けることと同じように、起業が話題にのぼります。実際にスタンフォード大学では、以前にも増して学生起業家が増えていると聞きます。

ちなみに、間違いなく「世界を変えた」企業のひとつであるグーグルの創業者、ラリー・ペイジとセルゲイ・ブリンも、スタンフォード大学の出身です。彼らのほかにも、ハーバード大学在学中にフェイスブックの前身となるウェブサイトを立ち上げ、20代で巨万の富を手にしたマーク・ザッカーバーグなど、才能ある若者がいち早く起業しています。

アメリカでは今この瞬間も、若者たちが続々と起業家として名乗りを上げ、一獲千金を狙っているのです。

起業率が低いからこその、チャンスがある

僕は「アイデアやチャンスがある人は、今こそ起業すべし」と考えています。

現状の日本で、実際に起業するのは20人に一人。つまり「まだまだライバルが少ない」と見ることもできるのではないでしょうか。

起業家を志す人が多ければ、同じ事業のアイデアに行きつく人もまた多くなります。自身の経験でいうなら、僕と似た経験を持った人が、僕よりも早くホワイトニングマシンと出会い、起業に踏み切っていたかもしれません。

確かに日本の起業率は低いかもしれませんが、だからといって日本人が世界に比べ劣っているかといえば、もちろんそうではありません。

トヨタ自動車、パナソニック、ソフトバンクグループ、ユニクロ。現在、世界で成功を収めているこれらの企業も、もとはたった一人の起業家が興したものです。日本は、多くのジャンルで「世界を変えた」人々を輩出しています。

起業には、リスクが伴います。すべては経営者の責任においてやらねばなりませんし、収入もなかなか安定しないかもしれません。では、一般企業に入れば安定した生活が手に入るのかといえば、現在はもはやそんな時代ではありません。

30年も前にバブルがはじけた時点で、日本の終身雇用制度に亀裂が入りました。その割れ目はどんどん大きくなり、現在では母屋がほとんど崩壊しています。

世界はインターネットでリアルタイムにつながりビジネスのスピードは過去にないほど早まっています。企業の栄枯盛衰のサイクルもまた早まり、たとえ過去にどれほど栄華を誇った大企業でも、ひとつの失態で倒産に追い込まれるようになりました。経営が苦しくなれば、大企業であってもどんどんリストラを断行しています。

そうした状況をみても、もはや「間違いなく一生勤め上げられる会社」は存在しないといってもいいと思います。どの企業に入っても、将来の保証などないのです。

今後の社会を生き抜いていくためには、会社頼み、組織頼みではなく、社会に対する自らの価値を磨き、どこにいっても通用する人材にならねばなりません。

組織にいても結局は個の能力を問われるわけですから、最初から独立して個の能力を磨いていっても、さほど変わりはないと僕は思います。

起業にはリスクが伴うが、リターンも大きい

「経営に関する知識もないのに、起業などできるはずがない」と思い込んでいる人がよくいます。しかし、現在活躍する起業家の中で「会社を興す前に経営学の修士をとり、万全の態勢で臨んだ」という人が、どれほどいるでしょうか。少なくとも僕の周りのベンチャー企業の経営者では、ほとんど聞いたことがありません。

事業というのは、「スピード勝負」の部分があります。自分が思いついたアイデアと同じことを考える人が、明日、明後日には出てくるかもしれません。確かに経営には、事業計画や資金調達、営業、宣伝、会計、税務といった業務がつきものですが、個人的な経験からいえば、これらは実際に起業したあとで実践的に学んでいっても、十分に対応できます。

起業の際の関門となるのが資金ですが、自分にできる範囲でスモールスタートすれ

ば、リスクを抑えることはできます。僕も最初は副業という形で始め、手ごたえを得てから独立しています。現代では、業種にもよりますがインターネットを使えば低投資でビジネスを始めることは可能です。いかに少ない資金で事業を回していくか知恵を絞るという経験は、そのあとの経営でも必ず生きてきます。

どんな仕事にもメリットとデメリットがあります。起業のデメリットは先ほど述べた通りですが、上司に縛られずに自由に仕事ができ、成功するほど世の中が変わり、収入が上がっていくというのが、経営者という仕事のメリットであると思います。

僕自身、一人の起業家として会社を興し、ここまで続けてこられましたが、もちろん厳しい現実にも直面し、倒産のリスクを常に抱えながら進んできました。

確かに、起業には一定のリスクが伴います。

しかしそれ以上に、事業を生み育てていく面白さや、世の中をよりよく変えていける充実感、成功したときの収入といったリターンがあると、僕は思っています。

少なくとも僕は、起業で人生が変わりました。きついこともあるけれど、毎日が楽しくて仕方ありませんし、心から起業してよかったと感じます。

たった一度の人生です。

どうせなら夢は大きく、目標は高く持ち、起業して「世の中を変える」ことを目指すというのはどうでしょう。

たったひとつのアイデアが、世界を変える

起業を考えるにあたり「自分には独創的なアイデアが浮かばない」という人がいますが、イノベーションは「完全なゼロ」の状態からではなくとも起こすことができます。アメリカの著名な経営コンサルタントであるジェイ・エイブラハムは、次のように述べています。

> イノベーションとは既存の要素や、既知の事実を組み換えるだけのことだ。古い要素で新しい組み合わせを考えられるかどうかは、関係性に気づけるかどうかにかかっている。ある人にはただの個別情報でも、ある人には知識の連鎖の一環になる。

今ある技術やノウハウを、これまでにない形で組み合わせることでも、イノベーションが起きるのです。

そうした組み合わせにたどり着くには、ささいな思いつきをいつも大切にする必要があります。

電車に乗っている最中や、シャワーを浴びているときなど、ふとした瞬間に思い浮かぶ、ささいなアイデア。「ここを変えたら便利なのに」「こうすれば使いやすいのに」……どんな壮大なプランも、最初はそうした日常の何気ない思考から始まるものです。

これまで世の中を変えてきたようなアイデアも、きっと多くの人の頭をよぎったことがあるものです。例えばテレビ電話やドローン技術などは、過去のSF小説や漫画にも登場していますから、やはり「思いつき」はあったのです。

しかし実際にアイデアを現実のものとし、世の中を変える人の数は、そう多くはありません。その理由のひとつは、アイデアを事業にまで昇華させ、起業に踏み切る人の数が、やはり少ないからでしょう。

これはとても、もったいないことのように感じます。

たったひとつの些細なアイデアが、時に人生を変え、世界を変えていきます。

もしアイデアがあるなら、恐れず果敢に、起業にチャレンジしてほしい。そう願っています。

情熱こそ、イノベーションの原動力

起業家として僕が意識しているのが、「常に新たなチャレンジをする」ということです。

1年ほど前までは、自分も営業マンとして活動をしていましたが、組織の体制が整ってきたのもあり、経営に専念できる環境ができつつあります。

経営者としては、5年先、10年先の未来を見ながら、いまだ世にないものを作り出すことにチャレンジしていきたいです。

例えば現在取り組んでいるのは、楽しみながら歯について学べる「歯の検定」のシステムづくりです。一般の人が取り組める歯の検定は、今のところ世にありません。検定を通じて人々のオーラルケアに対する意識が上がり、より気軽にオーラルケアを行う習慣につながっていけばいいと思っています。

第4章でも述べた通り、オーラルケアを行うことで、人々はより健康になり、重篤な病気になるリスクが減って、寿命が延びます。また、美しい歯を手に入れれば、自信を持って笑えるようになります。そんな世の中を目指し、シャリオンのチャレンジはこれからも続いていきます。

アップル社の創業者の一人であるスティーブ・ジョブズは、次のような言葉を残しています。

> 先頭を歩く人（リーダー）と、それについていく人（フォロワー）の違いは、イノベーションを起こすかどうかだ。

これからもシャリオンは、イノベーションを起こし、日本のオーラルケア業界の先頭を歩き続けていきます。

イノベーションの原動力となるのは、いつの時代も、「人の情熱」であると僕は思います。

そして、情熱を持ってチャレンジを続けるには、仕事を、人生を楽しむ必要があります。

中国の思想家・孔子の『論語』に、「これを知る者はこれを好む者に如かず。これを好む者はこれを楽しむ者に如かず」という言葉があります。どんなに優れた知識や熟練した技術を持っていても、そのことが好きだという人には敵わない。そのことが大好きだという人も、それを楽しんでいる人には敵わないということです。

世の中を変えるという情熱を持って、仕事を、人生を楽しむ。

それが一人の人間としての、僕の目標です。

おわりに

以前、ニューヨークのタイムズスクエアに立ったとき、不思議な感覚にとらわれたことがあります。

博多の「山のぼせ」だった自分が、今はこの場所にいる。

福岡しか知らなかった自分が、今は世界を舞台に仕事をしている。

人生は本当に、どうなるか分からないものです。

ニューヨークは、実は僕の「目的地」のひとつです。

地球上で一番、人間のパワーを感じる街、ニューヨークにシャリオンの広告を出し、オーラルケア大国アメリカで認められることを目指しています。

その実現のためには、まずアジアでナンバーワンのオーラルケアブランドになる必要があると思っています。

現在のところ、台湾や香港の市場はかなり好反応で有望ですが、中国はまだまだこれからで、知名度を上げていかねばなりません。

日本においては、すでにそれなりのシェアを獲得できていますが、ここからさらに圧倒的に伸ばしていきたいところ。「歯科医院と同じ数だけ自社のセルフホワイトニングマシンが設置される」という高みを目指します。

元メジャーリーガーのイチローさんが、とある番組の中で述べていたことがあります。

その番組は、イチローさんが「先生」となり、生徒役を務める一般の方々からの質問に直接答えるという内容でした。

若い女性から「出る杭は打たれるというけれど、打たれないためにはどうしたらいいですか」という質問があり、それに対するイチローさんの回答は以下のようなものでした。

「簡単ですよ。もっと出たらいいんです。突き抜けちゃえばいい。突き抜けたら、人はもう、こいつ手に負えない、と思う」

この答えは、まさに自分と同じ考え方であり、深く共感しました。

やるならとことんやって、突き抜ける。

誰からも打たれない、「出過ぎた杭」になる。

それを常に意識してここまで歩んできました。


もちろん、壁に当たることもたくさんあります。

そんな際、僕は獅誠会の山脇会長が教えてくれた「負けたら、成長するための試練を神が与えてくれたと考えよ、修行と思え」という言葉を反すうします。


神は、越えられない試練は与えない。


ですから僕は、乗り越えられない壁はないと思っています。

そしてまた、壁をひとつ乗り越えた先には、今よりもっと成長し、強くなった自分がいるはずです。

個人的な展望としては、シャリオンを世界ではばたく会社へと成長させたあと、僕はアジア地区で学校を作りたいと考えています。僕は子どもが大好きで、その成長を見るのが楽しみなので、ボランティアで学校を作り、子どもたちに空手や日本の文化を教えたいです。

そんな未来を現実のものとするためにも、まずは今できることに集中し、おごることなく一歩一歩、進んでいきたいと思います。

「獅子奮迅」の原動力となる、熱い情熱を胸に秘めて。

最後に、僕を生み育ててくれた両親に、心からの感謝を捧げます。

本書は、愛する両親に対する、僕なりの「感謝の手紙」でもあります。

お父さん、お母さん、ありがとう。まだまだ親孝行したいけん、ずっと長生きしてね。

【著者】

角田哲平（つのだ・てっぺい）

【プロフィール】

1984年生まれ、福岡県出身。2007年に九州産業大学経営学部を卒業後、福岡の老舗名門商社に入社。建設資材などを扱う営業職として活躍。2011年、情報通信サービスを扱う上場企業にスカウトされて入社したのを機に上京。瞬く間にトップセールスの座を獲得。営業として活躍する傍らでオーラルケアビジネスの可能性に気づき、2015年に株式会社シャリオンを設立、代表取締役に就任。オーラルケア商品の製造・開発・販売を行うだけでなく、日本人の歯に対する意識を高める啓もう活動を行い、テレビ等のメディアからも注目を集めている。また、代表を務めるシャリオンがアジアの注目企業100に選出されるなど、グローバルに活躍している。

本書についての
ご意見・ご感想はコチラ

獅《し》子《し》奮《ふん》迅《じん》
次世代ビジネスのイノベーター

2020年10月23日　第1刷発行

著　者　　角田哲平
発行人　　久保田貴幸

発行元　　株式会社 幻冬舎メディアコンサルティング
〒151-0051　東京都渋谷区千駄ヶ谷 4-9-7
電話 03-5411-6440（編集）

発売元　　株式会社 幻冬舎
〒151-0051　東京都渋谷区千駄ヶ谷 4-9-7
電話 03-5411-6222（営業）

印刷・製本　瞬報社写真印刷株式会社
装　丁　　小原範均

検印廃止
©TEPPEI TSUNODA, GENTOSHA MEDIA CONSULTING 2020
Printed in Japan
ISBN 978-4-344-92817-6 C0034
幻冬舎メディアコンサルティングＨＰ
http://www.gentosha-mc.com/

※落丁本、乱丁本は購入書店を明記のうえ、小社宛にお送りください。
送料小社負担にてお取替えいたします。
※本書の一部あるいは全部を、著作者の承諾を得ずに無断で複写・複製することは
禁じられています。
定価はカバーに表示してあります。